Ganesan Poovi
Unnikrishnan Meenakshi Dhanalekshmi

Desenvolvimento de nanopartículas poliméricas para fármacos anti-diabéticos

Ganesan Poovi
Unnikrishnan Meenakshi Dhanalekshmi

Desenvolvimento de nanopartículas poliméricas para fármacos anti-diabéticos

ScienciaScripts

ÍNDICE

RECONHECIMENTO

Embora as palavras raramente sejam suficientes para exprimir a minha gratidão e os meus sentimentos, esta é, de alguma forma, uma oportunidade para reconhecer aqueles que me ajudaram durante o período de estudo. Ao fazer uma compilação do meu trabalho, as palavras não justificam os sentimentos que guardo no meu coração. Espero sinceramente conseguir exprimir a minha gratidão a todos os que me apoiam.

*Em primeiro lugar, estou grato a **DEUS** por me ter dado força, resistência e por me ter abençoado para empreender este projeto e prosseguir com toda a dedicação, com a ajuda contínua de Deus e por me ter dado sempre coragem para trabalhar arduamente e por me ter ajudado a ser coerente, mesmo que o trabalho corra bem ou que surjam problemas durante o mesmo.*

*A minha mais profunda gratidão ao meu H.O.D **Dr. N.NARAYANAN**, Diretor e Professor, Faculdade de Farmácia, Madras Medical College, Chennai. Pelo seu encorajamento, conselhos inspiradores, críticas construtivas e apoio moral na realização deste trabalho de dissertação. Agradeço-lhe do fundo do coração por ter sido o mentor dos meus esforços profissionais.*

*Os meus sinceros agradecimentos ao **Sr. K.ELANGO**, Leitor Assistente, Departamento de Farmácia, Faculdade de Farmácia, Madras Medical College, Chennai, pelo seu apoio, encorajamento e sugestões construtivas ao longo de todo o trabalho de dissertação.*

*Estou extremamente grato ao **Dr. A.B.MANDAL, Reitor**, por me ter concedido autorização para realizar o meu trabalho de investigação no Central Leather Research Institute, Chennai - 20*

*É com imenso prazer que exprimo os meus sinceros agradecimentos e a minha profunda e indelével gratidão ao meu respeitado orientador institucional, **Dr. P. NEELAKANTA REDDY**, Cientista, Laboratório Bio-orgânico, Instituto Central de Investigação do Couro, Chennai-20, pela sua ajuda incondicional, orientação direta valiosa, sugestões preciosas, atenção benevolente e esforços incansáveis e encorajamento contínuo para dar o meu melhor. Ficar-lhe-ei sempre grato. Foi uma das oportunidades de ouro trabalhar sob a sua orientação, pelo que lhe ficarei grato para sempre*

*Expresso a minha profunda gratidão à Sra. N.JAYSHREE M.Pharm., leitora assistente, Departamento de Farmácia, Madras Medical College, Chennai-3. Pela sua ajuda e encorajamento durante o meu trabalho de projeto e ao **Sr. RAMESH KUMAR, Sra. DAISY CHELLAKUMARI, Sr. DEATTU, Srta. DEVIDHAMAYANTHI**, Tutores, Departamento de Farmácia, Faculdade de Medicina de Madras, Chennai-3, cujos esforços nos ajudaram a todos na turma a moldarmo-nos com a melhor ajuda possível para a conclusão do trabalho de projeto.*

*Os meus sinceros agradecimentos à **Sra. SAMRAJYA LAKSHMI**, à **Sra. SUBB ULAKSHMI**, à **Sra. SHANKARI**, ao **Sr. ANBURAJAN** e ao **Sr. LAKSHMIPATHY**, do Departamento de Farmácia do Madras Medical College, Chennai-3, pela sua ajuda atempada.*

*Os meus sinceros agradecimentos a **V.ELAGO**, assistente técnico, CLRI, Chennai, pelo seu amável apoio e cooperação ao longo deste projeto.*

*Obrigado é uma palavra muito pequena para exprimir a minha mais profunda gratidão à minha irmã, **Miss U.M. DHANALEKSHMI**, JRF, CLRI, Chennai, que tem sido uma fonte constante de apoio ao longo deste trabalho e me ensinou as nuances da experimentação e da interpretação dos resultados que moldaram a minha dissertação na sua forma atual. Não tenho palavras para expressar a minha gratidão pelo seu envolvimento sincero em todos os processos da minha investigação.*

*Os meus agradecimentos especiais a **Selvasudha, Mahalakshmi, Akila, Chellapa**, juniores e aos meus amigos do CLRI.*

*Estou em dívida para com a minha **MÃE, o meu PAI**, a minha IRMÃ, a minha IRMÃ, a minha **TIA** e **o meu TIO**, que me apoiaram, encorajaram e inspiraram a seguir em frente, sem se preocuparem com os obstáculos da vida. Apresento-lhes os meus sinceros cumprimentos e a minha gratidão por me terem acompanhado em todas as frentes da minha vida. Ajudaram-me e cuidaram muito de mim e estou em dívida com o amor que me deram. Tenho a sorte de ter uns pais, um irmão, um tio, uma tia e uma irmã tão bons*

*Por último, mas não menos importante, os meus agradecimentos cordiais ao meu melhor amigo e benfeitor, MR.K.KANNAN, **engenheiro*** *de I&D, que me ajudou, me apoiou sempre e me encorajou a dar o meu melhor em todos os meus esforços.*

*Mais uma vez, agradeço a **Deus Todo-Poderoso** por estar sempre comigo.*

Agradeço também a todos aqueles que, direta ou indiretamente, me ajudaram imenso e cujos nomes, sem o saberem, me escaparam, a fazer deste projeto um empreendimento digno

N.º de registo: 26071004

(G.Poovi)

CAPÍTULO 1. INTRODUÇÃO

1.1. NOVO SISTEMA DE ADMINISTRAÇÃO DE MEDICAMENTOS

(Vyas 2002, Nanomedicine.com)

As formas de dosagem convencionais, como os comprimidos, as cápsulas, as injecções, etc., são administradas por via oral, parentérica ou por outras vias, o que apresenta algumas desvantagens, como a não administração do fármaco num local específico, a não administração controlada do fármaco, o aumento dos efeitos secundários e as maiores probabilidades de efeitos adversos ou de insucesso terapêutico, e segue uma cinética de primeira ordem que conduz a uma libertação instável do fármaco no local de administração. Por conseguinte, a concentração pode aumentar para um nível tóxico.

No entanto, no caso dos novos sistemas de administração de fármacos, que se baseiam em métodos de administração controlada ou programada na proximidade do tecido-alvo, esta flutuação indesejável dos níveis de fármaco (concentração) entre o nível tóxico e o nível subterapêutico pode ser grandemente reduzida. Assim, a terapia medicamentosa controlada oferece um método em que a ação terapêutica é reforçada e o nível tóxico perigoso é eliminado. O seu principal objetivo é melhorar a segurança e minimizar os efeitos secundários do fármaco e tenta manter a ação do fármaco a uma taxa pré-determinada, localizando a ação do fármaco e orientando a ação do fármaco.

Além disso, as novas abordagens de administração de fármacos podem evitar efeitos sistémicos ou efeitos secundários noutros tecidos devido à localização do fármaco nas proximidades do tecido-alvo onde a ação terapêutica é necessária.

Podem ser utilizados vários tipos de abordagens para direcionar os medicamentos para o organismo. Pode ser

1. Nanopartículas,

2. Lipossomas,

3. Eritrócitos resselados,

4. Seleção do cólon e

5. Sistema de seleção de anticorpos monoclonais.

Todos os métodos acima referidos são considerados sistemas de administração controlada de medicamentos. Consiste em diferentes materiais biodegradáveis, como polímeros naturais, polímeros sintéticos, lípidos e metais (Sarabjeet et al., 2007).

1.2. ADMINISTRAÇÃO CONTROLADA DE MEDICAMENTOS

Os sistemas de administração controlada de fármacos podem ser extremamente úteis para proporcionar uma terapia óptima para uma determinada molécula de fármaco (Martin *et al.,* 2001). Cada fármaco tem uma "concentração mínima eficaz" caraterística, abaixo da qual não se observa qualquer efeito terapêutico, e uma "concentração mínima tóxica" caraterística, acima da qual se verificam efeitos secundários indesejáveis (como se mostra na Figura 1.1). O intervalo intermédio é designado por "intervalo terapêutico" ou "janela terapêutica". Dependendo do tipo de fármaco e dos factores fisiológicos, esta janela terapêutica pode ser estreita. O efeito ótimo de muitos tratamentos médicos é obtido através da manutenção da concentração do fármaco no intervalo terapêutico durante um período de tempo prolongado.

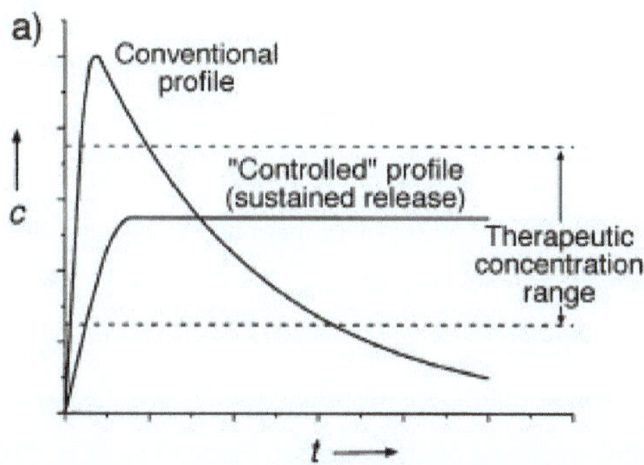

Figura: 1.1 Perfis de concentração (c) vs Tempo (t) para dispositivos de libertação de fármacos convencionais e de libertação controlada (Santini et al.,2000).

Isto é especialmente verdadeiro para medicamentos altamente potentes, como os medicamentos anticancerígenos, antidiabéticos, etc. A administração de toda a dose do medicamento de uma só vez utilizando a dosagem farmacêutica convencional (por exemplo, comprimidos, injeção em bolus), a quantidade total é rapidamente libertada no estômago, absorvida pela corrente sanguínea e distribuída por todo o corpo humano. Consequentemente, a velocidade a que o medicamento atinge o seu local de ação é frequentemente elevada. Dependendo do intervalo terapêutico e da dose administrada, o risco de efeitos secundários tóxicos pode ser considerável. Uma vez que não existe um fornecimento contínuo de fármaco e que o corpo humano elimina o agente ativo, a concentração volta a diminuir. Isto resulta numa concentração flutuante dos níveis do fármaco no plasma e a gama terapêutica é atingida apenas durante períodos de tempo muito curtos.

A ideia subjacente a um sistema de libertação controlada de fármacos consiste em incorporar o fármaco num veículo polimérico que controla a taxa de libertação do fármaco. Vários processos, como a difusão, a erosão e/ou a dilatação, podem estar envolvidos no controlo da taxa global de libertação do fármaco, resultando num vasto espetro de perfis de libertação possíveis. Por exemplo, pode ser fornecido um fornecimento contínuo de fármaco, compensando a eliminação do fármaco do corpo humano, resultando assim numa concentração constante do fármaco no local de ação durante um período prolongado.

1.3. NANOTECNOLOGIA NA ADMINISTRAÇÃO DE MEDICAMENTOS

Nos últimos anos, o interesse por sistemas submicrónicos (ou seja, nanossistemas) em farmácia aumentou. Este facto deve-se, em parte, às potenciais vantagens que estes sistemas oferecem em relação aos sistemas microparticulados mais convencionais (Kidane e Bhatt, 2005). Os nanossistemas podem ser utilizados na administração orientada de medicamentos para melhorar a solubilidade aquosa de medicamentos pouco solúveis (Kipp 2004 e Ould-Ouali *et al,* 2005) e a biodisponibilidade dos medicamentos (Chen *et al.,* 2004; Yamamoto *et al.,* 2005; Kipp 2004; Wu Y,Loper *et al.,* 2004). O interesse por estes sistemas e o volume de trabalho realizado em vários institutos de investigação levaram alguns editores e editoras de revistas a dedicar secções das suas revistas exclusivamente ao domínio da nanotecnologia. No entanto, apesar da extensa atividade de investigação no domínio dos nanossistemas e da nanotecnologia, a aplicação de nanossistemas na administração de pequenas moléculas de fármacos ainda está a dar os primeiros passos (Kidane e Bhatt, 2005).

As nanopartículas podem ser fabricadas a partir de materiais poliméricos biodegradáveis, absorvíveis e biocompatíveis. (Kidane e Bhatt, 2005). As propriedades da superfície das nanopartículas podem ser modificadas para a administração de medicamentos (Yamamoto *et al.,* 2005). Os nanossistemas podem ser preparados para reter, encapsular ou ligar moléculas pequenas e grandes (Ubrich, *et al.,* 2004). Os desafios que se colocam à administração de moléculas pequenas e grandes, como a fraca solubilidade, a estabilidade (Kipp J, 2004) e a absorção limitada, podem ser ultrapassados com a utilização de nanossistemas. Vários fármacos anticancerígenos, incluindo o paclitaxel (Fonseca et al., 2002), a doxorrubicina (Yoo e Park, 2000) e o 5-fluorouracilo (Bhadra et al., 2003), foram formulados com êxito utilizando a nanotecnologia.

1.4. NANOPARTÍCULAS POLIMÉRICAS

As nanopartículas poliméricas oferecem algumas vantagens específicas. Ajudam a aumentar a estabilidade dos medicamentos e das proteínas e possuem propriedades úteis de libertação controlada. Recentemente, foram também efectuadas tentativas para desenvolver nanopartículas poliméricas biodegradáveis como potenciais dispositivos de administração de medicamentos. Para além da propriedade inerente de redução da citotoxicidade, verificou-se que as nanopartículas poliméricas biodegradáveis são extremamente eficazes na libertação controlada e orientada de fármacos, mesmo que a administração seja oral (T. Pradeep, 2007). As nanopartículas à base de lípidos ou de polímeros podem ser concebidas para melhorar as propriedades farmacêuticas e terapêuticas dos medicamentos.

Vários polímeros têm sido utilizados na investigação sobre a administração de fármacos, uma vez que podem efetivamente entregar o fármaco a um local-alvo, aumentando assim o benefício terapêutico e minimizando os efeitos secundários. Para aumentar a eficácia do agente terapêutico encapsulado, é necessário compreender melhor o mecanismo de absorção, o tráfico intracelular, a retenção e a proteção contra a degradação no interior de uma célula. Se um fármaco for rapidamente eliminado do organismo, isso pode obrigar o doente a utilizar doses elevadas, mas este sistema de administração de fármacos pode ser reduzido alterando a farmacocinética do fármaco (Nanomedicine.com). Os requisitos básicos para o sucesso da administração oral de um sistema de nanopartículas de fármacos são os seguintes (T. Pradeep, 2007)

1. O complexo deve ser estável no GIT

2. As enzimas do sistema digestivo devem atuar sobre o complexo e digeri-lo, devendo o produto ser subsequentemente transportado através do epitélio intestinal.

3. Os produtos da digestão do complexo de sistemas de nanopartículas não devem ser citotóxicos para o corpo humano.

A fim de evitar a desintegração do complexo antes de as enzimas digestivas começarem a interagir com ele, foi concebido um sistema híbrido de núcleo hidrofóbico - invólucro hidrofílico que actua como transportador de moléculas de fármacos. O núcleo é feito de material hidrofóbico, como óleos ou lípidos, ao passo que o invólucro é de natureza hidrofílica e composto por polietilenoglicol (PEG), que protege contra a adsorção de proteínas, quitosano (um conhecido potenciador de permeabilidade) ou outro polímero.

O fármaco é dissolvido, aprisionado, encapsulado ou ligado a uma matriz de nanopartículas e, dependendo do método de preparação de nanoesferas e nanocápsulas

Nanocápsulas: As nanocápsulas são sistemas vesiculares em que o fármaco está confinado a uma cavidade rodeada por uma membrana polimérica única

Nanoesferas: As nanoesferas são sistemas matriciais nos quais o fármaco se encontra física e uniformemente disperso

Esta abordagem era atractiva porque o método de preparação era simples, fácil de ampliar, estável e facilmente liofilizado. A dimensão física destes materiais cria uma forte possibilidade de interação com o sistema biológico. Com efeito, os próprios sistemas biológicos contêm vários componentes que têm essencialmente dimensões nanométricas (proteínas, ácido nucleico, membrana) (T. Pradeep, 2007). Devido à sua pequena dimensão, as nanopartículas podem ser transportadas para o interior das células e dos núcleos em vez das micropartículas. Por conseguinte, podem ser utilizadas como um sistema eficaz de transporte e administração. A utilização de nanopartículas para efeitos de administração de fármacos torna-se importante devido à sua elevada relação superfície/volume, às suas caraterísticas de deteção melhoradas, à possível proteção das moléculas dos fármacos, à melhoria da absorção de fármacos pouco solúveis, à orientação dos fármacos para um local específico, à biodisponibilidade dos fármacos, etc. (T. Pradeep, 2007; Allen *et al* 2004)

Uma abordagem eficaz para conseguir uma administração eficiente de fármacos seria desenvolver racionalmente nanosistemas com base na compreensão da interação dos nanomateriais com o ambiente biológico, visando os receptores da superfície celular, a libertação de fármacos, a administração de múltiplos fármacos, a estabilidade dos agentes terapêuticos, os mecanismos moleculares, a patobiologia da doença, a população de células-alvo, o mecanismo e o local de ação do fármaco, a retenção do fármaco em consideração (Sarabjeet *et al.*, 2007). Também é importante compreender as barreiras ao fármaco, tais como a estabilidade dos agentes terapêuticos no ambiente celular vivo, a redução da eficácia do fármaco pode dever-se à instabilidade do fármaco no interior da célula, à indisponibilidade devido a múltiplos alvos, às propriedades químicas das moléculas de entrega, a alterações na composição genética do recetor de superfície celular, à sobreexpressão das bombas de efluxo, a alterações nas vias de sinalização com a progressão da doença ou à degradação do fármaco (Sarabjeet *et al.*, 2007).

1.5. APLICAÇÕES TERAPÊUTICAS DAS NANOPARTÍCULAS:

As nanopartículas com diferentes composições e caraterísticas foram formuladas e investigadas para várias aplicações terapêuticas. Foram utilizados vários tipos de polímeros biodegradáveis, incluindo biopolímeros (por exemplo, gelatina, albumina, caseína, polissacárido, lectina, etc.) e polímeros sintéticos (policaprolactona, poliésteres, polianidridos, policianoacrilatos) com várias caraterísticas de libertação de fármacos, que variam entre várias horas e vários meses, para formular nanopartículas de libertação sustentada. Estes sistemas, para além da libertação sustentada de fármacos, têm sido investigados para várias aplicações terapêuticas.

Várias aplicações terapêuticas das nanopartículas/nanocápsulas

1. Terapia do cancro
2. Direcionamento intracelular
3. Circulação sistémica prolongada
4. Adjuvante da vacina
5. Administração ocular
6. Entrega de ADN
7. Entrega de oligonucleótidos, etc.

1.6. TÉCNICAS DE PREPARAÇÃO DE NANOPARTÍCULAS

(Vyas e Khar, 2002)

A seleção do método adequado para a preparação de nanopartículas depende das caraterísticas físico-químicas do polímero e do fármaco a carregar. Pelo contrário, as técnicas de preparação determinam em grande medida a estrutura interna, o perfil de libertação *in vitro* e o destino biológico destes sistemas de libertação poliméricos.

Aparentemente, são possíveis dois tipos de sistemas com estruturas internas diferentes, incluindo

1. Sistema de tipo amatriz constituído por um emaranhado de unidades de oligómeros ou de polímeros (nanopartículas/nanoesferas).

2. Um reservatório de sistema composto por um núcleo oleoso rodeado por um invólucro polimérico (nanocápsulas).

Tabela 1.1: Várias proteínas e polissacáridos utilizados para a preparação de nanopartículas

Proteins	Polysaccharides
Gelatin	Alginat
Albumin	Dextran
Lectins	Chitosan
Legumin	Agarose
Vicilin	Pullulan

Tabela 1.2: Vários polímeros sintéticos utilizados para a preparação de nanopartículas

Pre-Polymerized	Polymerized in process
Poly (e-caprolactone)	Poly (isobutylcyanoacrylates) (PICA)
(PECL)Poly (lactic acid) (PLA)	Poly (butycyanoacrylates) (PBCA)
Poly (lactide-co-glycolide) (PLGA)	Polyhexylcyanoacrylate (PHCA)
Polystyrene	Poly methyl (methacrylate) (PMMA)
	Copolymer of aminoalkylmethacrylate methyl methacrylate

O fármaco pode ser aprisionado no reservatório ou na matriz ou ser adsorvido à superfície destes sistemas de partículas. Os polímeros são estritamente estruturados em partículas de dimensão nanométrica utilizando metodologias adequadas.

1.6.1. Métodos gerais para a preparação de nanopartículas

As micropartículas (MPs) e as nanopartículas (NPs) pertencem à classe dos sistemas multifásicos em que uma ou mais microfases estão dispersas numa matriz contínua de composição ou estado físico diferente. A principal caraterística das dispersões coloidais é a sua área de interface extremamente grande entre a fase dispersa e a fase contínua. As dispersões coloidais são metaestáveis ou instáveis, uma vez que a minimização da energia livre da interface entre duas fases diferentes é ditada por restrições termodinâmicas. No entanto, nalguns casos, os coloides apresentam uma estabilidade cinética significativa que impede a sua agregação. Assim, a produção de MPs e NPs depende essencialmente da produção química de dispersões coloidais, da sua estabilização cinética e da recuperação efectiva das formulações finais.

Os materiais poliméricos são constituídos por grandes moléculas cujas caraterísticas peculiares de solução permitem frequentemente a preparação de dispersões coloidais estáveis e de tamanho controlado, que por sua vez podem ser convertidas em MPs e NPs. Além disso, vários polímeros podem ser utilizados como estabilizadores de dispersões coloidais, uma vez que proporcionam um revestimento superficial da microfase metaestável, diminuindo assim a sua tendência para a agregação de fases. A caraterística comum de todos os métodos de preparação de MPs e NPs é a separação induzida externamente de pelo menos duas fases. Este processo é mais conhecido como co-acervação e pode ser promovido por várias técnicas diferentes.

1. O método de deslocamento de solvente

2. A técnica da salga

3. O método de difusão em emulsão

4. O método de evaporação do solvente
5. Técnicas mistas

1.7. CARGA DO FÁRMACO E PERFIL DE LIBERTAÇÃO IN VITRO

Os fármacos lipofílicos ou pouco solúveis em água são frequentemente incorporados em nanocápsulas ou nanopartículas utilizando polímeros hidrofóbicos. No processo de encapsulamento, a fase interna, que constitui o reservatório do sistema (óleo + solvente orgânico), contém fármaco(s), com um estabilizador de emulsão a um nível adequado na fase de dispersão aquosa.

A solubilidade do fármaco em geral determina a seleção do solvente orgânico no caso do sistema nanocapsular. Dependendo da hidrofobicidade do fármaco, pode ser necessário utilizar solventes altamente polares como o clorofórmio ou o cloreto de metileno, o que implica uma etapa adicional complicada para a sua remoção. Os métodos de evaporação por extração de solventes ou de polimerização interfacial podem ser utilizados com êxito. Uma vez que os procedimentos se processam por difusão seguida de evaporação do solvente, isto pode levar à nanoprecipitação do fármaco na fase de dispersão, que frequentemente se transforma em cristais durante o armazenamento. A libertação do fármaco incorporado depende do comportamento de partição entre o reservatório capsular e a fase de dispersão e, por conseguinte, da retenção do fármaco carregado pelo sistema de transporte.

No caso do fármaco hidrofílico, contudo, a fase aquosa contém o bioativo, que está incorporado numa matriz polimérica reticulada. Obviamente, a afinidade e a interação fármaco-polímero podem ser os factores críticos que determinam e regulam a carga útil do fármaco ou a percentagem de incorporação e libertação do fármaco. O encapsulamento de fármaco(s) em polímeros hidrofílicos requer um solvente orgânico adequado, dependendo dos factores processuais e de formulação.

1.7.1. Estudo de lançamento:

O método do tubo de diálise é utilizado para estudar a libertação dos fármacos das nanopartículas poliméricas. As nanopartículas poliméricas são mantidas num tubo de diálise com permeação através de uma membrana sigma, enquanto o meio de diálise é continuamente agitado e são retiradas amostras do dialisado. O teor de fármaco das amostras retiradas é estimado. De cada vez, o volume é substituído por solução tampão fresca. A fim de compreender o mecanismo e definir um modelo que represente um melhor ajuste para a formulação, os dados de libertação do fármaco são analisados pela equação de Peppas,

$$Mt/M\infty = Kt^n \qquad \text{----- (1)}$$

Onde; Mt é a quantidade de fármaco libertada no tempo t e MOT é a quantidade libertada no tempo ∞, pelo que $Mt/M\infty$ é a fração de fármaco libertada no tempo t, k é a constante cinética e n é o expoente de difusão, uma medida do mecanismo primário de libertação do fármaco. Os valores de R^2 foram calculados para as curvas de revestimento obtidas por análise de regressão dos gráficos acima.

Peppas (1985) utilizou este valor de n para caraterizar diferentes mecanismos de libertação, concluindo por uma inclinação, de $n = 0,5$ para a difusão de Ficks e valores mais elevados de n, entre 0,5 e 1,0, ou $n = 1,0$, para a transferência de massa segundo um modelo não-Fickiano (Tabela 1.3).As fracções de libertação ($Mt/M\infty$) até 60% no tempo t são ajustadas à equação (1), para calcular n e R^2_{by} o método dos mínimos quadrados.

Tabela 1.3. Interpretação dos mecanismos de libertação difusional a partir de películas poliméricas

Release exponent	Drug transport mechanism	Rate as a function of time
0.5	Fixsion diffusion	$t^{-0.5}$
0.5 < n < 1.0	Anomalous transport	t^{n-1}
1.0	Case-II transport	**Zero order release**
Higher than 1.0	Super Case - II transport	t^{n-1}

1.8. ASPECTOS FARMACÊUTICOS DAS NANOPARTÍCULAS

De um ponto de vista farmacêutico, as nanopartículas preparadas utilizando os métodos acima referidos devem estar isentas de impurezas potencialmente tóxicas, devem ser fáceis de armazenar e administrar e devem ser estéreis se for preconizada a utilização parentérica. Por conseguinte, são efectuados três parâmetros importantes do processo antes de serem libertadas para ensaios clínicos.

- Purificação
- Liofilização
- Esterilização

1.8.1. Purificação de nanopartículas

As nanopartículas são preparadas utilizando uma gama diversificada de métodos, que podem produzir impurezas tóxicas na suspensão de nanopartículas, incluindo solventes orgânicos, monómeros residuais, iniciadores de polimerização, electrólitos, estabilizadores e grandes agregados de polímeros. Os métodos de purificação mais comummente utilizados são a filtração em gel, a diálise e a ultracentrifugação. No entanto, estes métodos não são inteiramente satisfatórios, uma vez que se restringem ao laboratório e são incapazes de eliminar moléculas com elevado peso molecular. Uma nova metodologia, conhecida como "método de filtração em fluxo cruzado", foi utilizada e sugerida para a purificação de nanopartículas e o método pode ser ampliado do ponto de vista industrial.

1.8.2. Liofilização de nanopartículas

Esta técnica envolve o congelamento da suspensão de nanopartículas e a subsequente sublimação do seu conteúdo de água sob pressão reduzida para obter um material em pó de fluxo livre.

São citadas as seguintes vantagens para a liofilização de nanopartículas:

1. Prevenção da degradação e solubilização do polímero
2. Prevenção de fugas, dessorção e degradação do medicamento
3. Fácil de manusear e armazenar e ajuda na preservação/conservação a longo prazo das nanopartículas
4. Facilmente dispersável em água sem alteração das suas propriedades físico-químicas.

1.8.3. Esterilização de nanopartículas

As nanopartículas destinadas a utilização parentérica devem ser esterilizadas para ficarem isentas de pirogénios antes de serem autorizadas para administração a modelos animais ou para utilização humana. Alguns dos métodos bem estabelecidos de esterilização para outros sistemas de administração, como a filtração através de um filtro de membrana de 0,22 μm, nem sempre funcionam para as nanopartículas, porque os microrganismos e as nanopartículas podem ter dimensões maiores (0,25-1,0 μm). No entanto, a melhor forma de esterilizar as nanopartículas é utilizar uma técnica asséptica durante toda a sua preparação, processamento e formulação e através de um tratamento de esterilização subsequente, como a autoclavagem ou a irradiação g.

1.9. CARACTERIZAÇÃO DE NANOPARTÍCULAS

As nanopartículas são geralmente caracterizadas quanto ao tamanho, densidade, mobilidade electroforética, ângulo de contacto e área de superfície específica (Quadro 1.4)

Tabela 1.4 Caracterização das nanopartículas

S.No	Parameter	Characterization method (s)
1.	Particle size and size distribution	Photon correlation spectroscopy (PCS) Laser defractometry (LD) Transmission electron microscopy (TEM) Scanning electron microscopy (SEM) Atomic force microscopy (ATM) Mercury porositometry
2.	Charge determination	Laser Doppler Anemometry Zeta potentiometer
3.	Surface hydrophobicity	Water contactangle measurements Rose Bengal (dye) binding Hydrophobic interaction Chromatography X-ray photoelectron spectrometry
4.	Chemical analysis of surface	Static secondary ion mass spectrometry Sorptometer
5.	Carrier-drug interaction	Differential scanning calorimetry
6.	Nanoparticle dispersion stability	Critical flocculation temperature (CFT)
7.	Release profile	In vitro release characteristics physiologic and sink conditions
8.	Drug stability	Bioassay of drug extracted nanoparticles Chemcial analysis of drug

Novel Nanoparticulate Systems:

1.   Solid Lipid Nanoparticles
2.   Copolymerized Peptide Nanoparticles
3.   Hydrogel Nanoparticles
4.   Nanocrystals and Nanosuspension

1.10. DIABETES MELITUS

A diabetes mellitus é um grupo de doenças metabólicas caracterizadas por hiperglicemia, glicosúria, poliúria e polidipsia resultantes de uma deficiência relativa ou absoluta da secreção de insulina, da resistência à ação da insulina ou de ambas. A insulina é uma hormona reguladora necessária para a gestão da energia. A causa da diabetes continua a ser um anonimato, embora tanto a genética como os factores ambientais, como a obesidade e a falta de exercício físico, pareçam desempenhar um papel importante.

A diabetes mellitus é um problema de saúde pública importante e crescente em todo o mundo, com uma prevalência mundial estimada em 2000 de 150 milhões de pessoas, prevendo-se que aumente para 220 milhões de pessoas até 2010. Estimativas recentes prevêem que o número de pacientes diagnosticados com diabetes tipo II mais do que duplicará para 300 milhões antes de 2025. O termo diabetes mellitus (madhumehas) descreve várias síndromes de metabolismo anormal dos hidratos de carbono. Está associada a uma diminuição relativa ou absoluta da secreção de insulina, juntamente com vários graus de resistência periférica à ação da insulina. Para além da deficiência de insulina, o excesso de outras hormonas pode também estar envolvido.

1.11. TIPOS DE DIABETES MELLITUS:

A Organização Mundial de Saúde reconhece três formas principais de diabetes mellitus. São elas

    (i)   Diabetes mellitus dependente de insulina (IDDM) ou diabetes tipo I

    (ii)   Diabetes mellitus não dependente de insulina (NIDDM) ou diabetes tipo II.

    (iii)   Diabetes gestacional.

1.11.1. IDDM (início Juvelinile):

A diabetes tipo I é uma doença autoimune que resulta da destruição das células β nos ilhéus de Langerhans, causando uma deficiência absoluta de insulina com o desenvolvimento de hiperglicemia. Os três mecanismos interligados responsáveis pela destruição das células β são a suscetibilidade genética, a autoimunidade aguda e os resultados ambientais.

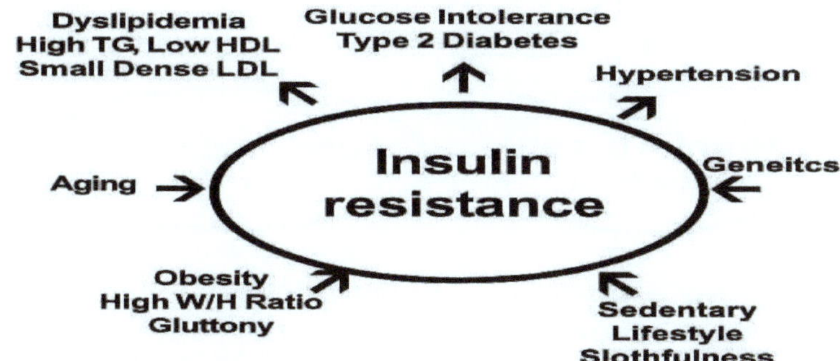

Figure 2. Causes and consequences of insulin resistance.

Fig 1.2 Causa e consequência da resistência à insulina

1.11.2. NIDDM (início na maturidade):

A diabetes tipo 2 é heterogénea e está frequentemente associada à obesidade, à hipertensão e às dislipoproteínas. Caracteriza-se por uma alteração da secreção de insulina a partir da célula P e pela incapacidade dos tecidos periféricos de responderem à insulina. Os factores genéticos, a obesidade visceral, a disfunção endotelial e a resistência à insulina podem também contribuir de forma isolada ou conjunta. Representação esquemática do duplo defeito necessário para que a diabetes de tipo II se manifeste: resistência à insulina no contexto de uma função das células II insuficiente para compensar a resistência à insulina.

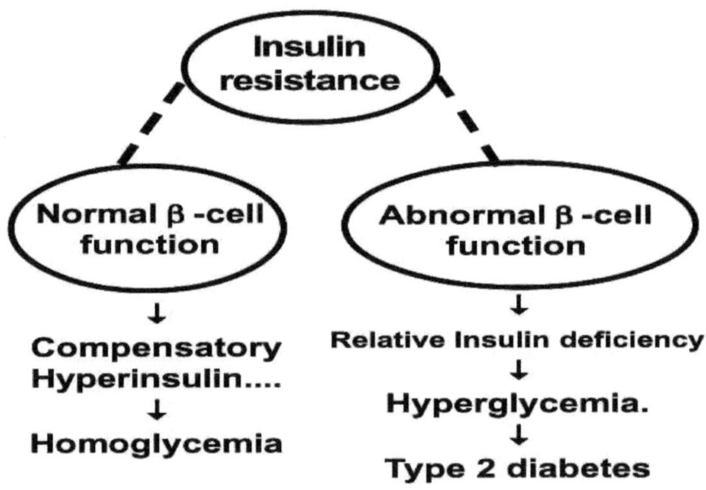

Figure 1. Schematic depiction of the dual defect that is necessary for Type II diabetes to be manifest: insulin resistance in the setting of impaired □-cell function inadequate to compensate for the insulin resistance.

Fig. 1.3 Representação esquemática do duplo defeito necessário para que a diabetes tipo II se manifeste: resistência à insulina no contexto de uma função das células β insuficiente para compensar a resistência à insulina.

1.11.3. Diabetes gestacional:

Diz-se que a diabetes gestacional afecta as mulheres grávidas que nunca tiveram diabetes antes, mas que têm um nível elevado de açúcar no sangue (glicose) durante a gravidez. A diabetes mellitus gestacional (DMG) assemelha-se à diabetes tipo 2 em vários aspectos, envolvendo uma combinação de secreção e reação à insulina relativamente inadequadas. Ocorre em cerca de 2% a 5% de todas as gravidezes. A diabetes gestacional é totalmente tratável, mas requer uma supervisão médica cuidadosa durante toda a gravidez. Cerca de 20% a 50% das mulheres afectadas desenvolvem diabetes tipo 2 mais tarde na vida.

1.12. ALGUMAS CARACTERÍSTICAS DOS PACIENTES COM DIABETES TIPO I E TIPO II

Tabela.1.5.Caraterísticas dos doentes com diabetes tipo I e tipo II

FEATURE	TYPE 1 -10%	TYPE 2 - 90%
Cause	Autoimmune destruction of the pancreas	Insulin resistance with no adequate β cell function to compensate.
Age at onset	usually < 30 years Juvenile onset linked to antibodies	usually > 40 years Not linked to antibodies
Body mass	low (wasted) to normal	frequently over weight
Plasma insulin	low or absent low, Insulin-dependen	normal, or high "initially" high
Insulin sensitivity	Normal	reduced – insulin resistance is part of syndrome (insulin action is decreased
Ketoacidosis	Common	Rare
Plasma glucose	Increased	Increased
Acute complications	Ketoacidosis Wasting	hyperglycemia (can led to coma)
Chronic complications	Neuropathy, Retinopathy, Nephropathy, Peripheral vascular Disease, Coronary artery disease	Same as Type I
Therapy	Insulin	Weight loss, thiazolidinediones, metformin, sulfonylureas, insulin

1.13. CLASSIFICAÇÃO DOS MEDICAMENTOS:

Medicamentos hipoglicémicos orais   *Referência:*   **Texto de Katzung**

Inibidores da alfa-glucosidase: Acarbose (Precose ®)

Sulfonilureias: Miglitol (Glyset ®)

Primeira geração:	Tolbutamida (Orinase ®, Oramide ®), Clorpropamida (Diabinese ®)
Segunda geração:	Glimepirida (Amaryl ®), Glipizida (Glucotrol ®, Glucotrol XL ®), Gliburida (DiaBeta ®, Micronase ®)
Biguanida:	Metformina (Glucophage ®)
Tiazolidinedionas (glitazonas):	Pioglitazona (Actos ®) Rosiglitazona (Avandia ®)
Meglitinidas:	Rapaglinida (Prandin ®)
Derivado da fenilalanina:	Nateglinida (Starlix ®)

1.13. LÓGICA DO ESTUDO

As nanotecnologias são um dos dois actores mais importantes da revolução científica que marca o início do novo milénio. Tal como a biotecnologia, as nanotecnologias são o resultado de um processo interdisciplinar. A descoberta de comportamentos físicos e químicos inesperados da matéria à escala nanométrica abriu caminho a uma série de explicações (algumas actuais, a maioria reais mas prospectivas). Em nanotecnologia, as nanopartículas poliméricas oferecem algumas vantagens específicas e ajudam a aumentar a estabilidade dos fármacos/proteínas e possuem propriedades úteis de libertação controlada (T. Pradeep, 2007). As nanopartículas poliméricas de libertação controlada representam uma plataforma eficaz de nanocarreadores. Nas últimas quatro décadas, a tecnologia de libertação controlada de polímeros teve impacto em praticamente todos os ramos da medicina. O mercado mundial anual de um sistema polimérico de libertação controlada, que vai para além da administração de medicamentos, está agora estimado em mil milhões de dólares e estes sistemas são utilizados por mais de 100 milhões de pessoas todos os anos (Omid C Farokhzad et al., 2006).

As nanopartículas poliméricas podem encapsular fármacos e libertá-los de forma regulada através de uma erosão superficial ou em massa das partículas, da difusão do fármaco através da matriz polimérica ou do inchaço seguido de difusão. Em alternativa, a libertação do fármaco pode ser desencadeada pelo ambiente ou por outros acontecimentos externos, como alterações do pH, da temperatura ou a presença de um analito, como a glucose. De um modo geral, os sistemas poliméricos de libertação controlada fornecem fármacos na dosagem ideal durante longos períodos, aumentando assim a eficácia do fármaco, maximizando a adesão do doente e melhorando a capacidade de utilização de fármacos altamente tóxicos, pouco solúveis ou relativamente instáveis (Omid C Farokhzad et al., 2006). Recentemente, foram também feitas tentativas para desenvolver nanopartículas poliméricas biodegradáveis como potenciais dispositivos de administração de fármacos e também extremamente eficazes na libertação controlada e orientada de fármacos, mesmo que a administração seja por via oral (T.Pradeep, 2007). Em várias doenças, como o cancro, a diabetes mellitus, etc., o sistema de nanopartículas revela-se o melhor sistema de partículas, uma vez que pode libertar o fármaco durante períodos prolongados de forma controlada. No presente estudo, tentou-se melhorar a biodisponibilidade e a eficácia terapêutica do fármaco antidiabético através do seu aprisionamento num sistema de nanopartículas.

A diabetes mellitus é um problema de saúde pública importante e crescente em todo o mundo, com uma prevalência mundial estimada em 2000 de 150 milhões de pessoas, prevendo-se que aumente para 220 milhões de pessoas até 2010. Estimativas recentes prevêem que o número de pacientes diagnosticados com diabetes tipo II mais do que duplicará para 300 milhões antes de 2025 (Anantha Naik Nagappa). Na diabetes, sabe-se que a combinação de dieta e exercício melhora o controlo glicémico. Infelizmente, 40-60% dos doentes não conseguem obter um controlo glicémico adequado apenas com estes meios. Trata-se de uma doença crónica sem cura, que pode provocar insuficiência renal, problemas cardíacos, acidentes vasculares cerebrais ou cegueira, bem como outras complicações com efeitos secundários frequentemente graves que exigem cuidados médicos dispendiosos a longo prazo (PHYSORG.com).

Por conseguinte, a aplicação de um sistema de administração de nanomedicamentos em medicina ou a preparação de nanopartículas poliméricas contendo um medicamento antidiabético pode melhorar a eficácia terapêutica do medicamento, bem como libertar o medicamento de forma controlada e pré-determinada durante períodos de tempo prolongados e ultrapassar os efeitos adversos decorrentes da dose convencional. Além disso, as nanopartículas biodegradáveis, com um tamanho de partícula de cerca de 100 nm, têm certas vantagens únicas na administração de fármacos, que podem penetrar em pequenos capilares, permitindo uma maior acumulação do fármaco encapsulado em nanopartículas nos locais-alvo (Mahesh D. Chavanpatil et al., 2007). Muitos polímeros biodegradáveis têm a grande vantagem de não necessitarem de ser removidos após a aplicação. Um grande número de polímeros naturais e sintéticos são potencialmente adequados para a produção de polímeros formadores de esferas.

Estes nanomateriais poliméricos têm recebido muita atenção devido ao seu potencial em várias aplicações atractivas, especialmente nos domínios biomédicos, como a administração de medicamentos, a adsorção de proteínas, a transferência de genes e a imobilização de enzimas. O poli (metacrilato de metilo) (PMMA) é um dos candidatos mais importantes para materiais biomédicos devido à sua biocompatibilidade e às suas propriedades mecânicas relativamente fortes (Chaiwat Norakankornet al., 2007). Os seguintes são a etilcelulose, o quitosano e o poli (lactido-co-glicolido)

(PLGA). A etilcelulose é frequentemente utilizada como material de revestimento polimérico hidrofóbico para aplicações de libertação prolongada de fármacos (Pearnchob & Bodmeier, 2003). O quitosano é um material orgânico natural e o 2nd mais abundante a seguir à celulose. Devido à sua inércia, tem sido dada mais atenção ao quitosano do que à celulose. Já foram comunicadas várias aplicações biomédicas do quitosano (Muzzarelli, 1997). O poli (lactido-co-glicolido) é amplamente utilizado em aplicações biomédicas e farmacêuticas para efeitos de administração controlada de medicamentos. Tal como outros polímeros biodegradáveis, o PLGA tem suscitado imenso interesse devido às suas propriedades favoráveis, como a boa biocompatibilidade e a resistência mecânica (Say Chye Joachim Loo et al, 2004).

A presente investigação foi planeada para desenvolver e avaliar sistemas de entrega biodegradáveis baseados em nanopartículas estáveis, utilizando diferentes tipos de polímeros, que forneceriam repaglinida, um medicamento antidiabético, a uma taxa controlada durante um período de tempo prolongado e para melhorar a biodisponibilidade da repaglinida, cuja biodisponibilidade oral é de cerca de 56% na forma de dosagem convencional.

1.14. LÓGICA DA SELECÇÃO DO MEDICAMENTO:

A repaglinida é um fármaco antidiabético que reduz a glicemia basal e pós-prandial elevada em doentes com NIDDM cuja hiperglicemia não pode ser satisfatoriamente controlada apenas pela dieta. Assim, o presente estudo concentra-se principalmente no desenvolvimento da preparação de nanopartículas de repaglinida. Acredita-se que as preparações de nanopartículas têm muitas vantagens terapêuticas em comparação com as formas de dosagem convencionais. Podem distribuir-se no corpo de forma homogénea, maximizando assim a absorção do fármaco e reduzindo as flutuações do pico plasmático, minimizando o risco de lesões locais do trato gastrointestinal (TGI). Assim, a preparação de nanopartículas foi concebida no presente estudo, o que pode libertar a quantidade máxima do fármaco durante um período de tempo prolongado e pode também aumentar o tempo de residência, o que, por sua vez, pode aumentar a biodisponibilidade.

CAPÍTULO 2. REVISÃO DO TRABALHO EFECTUADO:

As nanopartículas preparadas com diferentes polímeros, especialmente polimetilmetacrilato (PMMA), poli (ácido lático-co-glicólico (PLGA), quitosano (CN) e etilcelulose (EC), estão a ser amplamente investigadas para várias classes de fármacos. As conclusões destes estudos de investigação estão resumidas nas secções seguintes.

2.1. Avinash budhian *et al.*, **2007**, investigaram os perfis de libertação controlada do fármaco *in vitro* para um sistema de nanopartículas de PLGA carregadas com holoperidol, utilizando uma metodologia sistemática para encapsular um fármaco hidrofóbico. Neste estudo, verificaram que o peso molecular do polímero e o teor de fármaco da partícula eram inconsequentes para a libertação do fármaco.

2.2. Thirumalar Govender *et al.*, **1999**, estudaram a preparação de nanopartículas de PLGA através de um método de nanoprecipitação para uma fraca incorporação do fármaco solúvel em água (procaína HCL) no polímero de PLGA. A influência do pH da fase aquosa, a substituição da procaína Hcl por procaína desidratada e a inclusão de excipientes (PLA, oligómeros, PMMA-MA ou ácidos gordos) nas abordagens da formulação foram também investigadas para melhorar a eficiência da incorporação do fármaco. O relatório mostrou que as variáveis da formulação podem ser exploradas para aumentar a eficiência da incorporação do fármaco solúvel em água no polímero PLGA.

2.3. Z, Panagi et al., 2001, estudaram o efeito da dose na biodistribuição e na farmacocinética de nanopartículas de PLGA e PLGA-m PEG utilizando o método de difusão por precipitação-solvente. Neste estudo, referiram que as nanopartículas de PLGA seguiam uma farmacocinética não linear e dependente da dose (pH), enquanto as nanopartículas de PLGA-mPEG seguiam um pH linear e independente da dose. Para além disso, verificaram que as nanopartículas de PLGA-mPEG apresentavam mais vantagens no direcionamento do fármaco do que as nanopartículas de PLGA.

2.4. Jung yoon jang *et al.*, **2007** conceberam a preparação de nanoesferas de PLGA biodegradáveis utilizando o método de evaporação rápida de solventes ($w/o/w_{12}$). A partir do estudo, observou-se que a utilização deste método permitiu aumentar a distribuição do tamanho das partículas sem agregação física e também melhorou a eficiência de aprisionamento através do controlo do peso molecular do álcool polivinílico (PVA).

2.5. Yan Chen *et al.*, **2007,** estudaram as nanopartículas de quitosano (CS) e sulfato de dextrano (DS) utilizando rácios de carga. Desenvolveram a entrega de pequenas e grandes moléculas solúveis em água através de um método de coacervação complexo em condições moderadas, utilizando Rodamina 6G (R6G) e albumina de soro bovino (BSA) como fármaco modelo. Além disso, estudaram a influência das variáveis do processo, incluindo a razão de carga dos dois polímeros iónicos no tamanho das partículas, no potencial zeta, no estudo de libertação *in vitro* e no aprisionamento de nanopartículas de R6G e BSA. Obtiveram bons resultados em todos os estudos e concluíram que o desenvolvimento de nanopartículas de CS-DS baseadas na modulação da razão de carga é um sistema adequado para a libertação controlada de moléculas pequenas e grandes, incluindo proteínas.

2.6. Lifeng Qi *et al.*, 2004, conceberam as actividades citotóxicas das nanopartículas de quitosano e das nanopartículas carregadas com cobre. As preparações basearam-se na gelificação do quitosano com aniões tripolifosfato e na sorção de iões de cobre. Neste estudo, foram investigadas as actividades citotóxicas das nanopartículas de quitosano e das nanopartículas de quitosano carregadas com cobre (II) e foi sugerida a relação entre as propriedades físico-químicas e a ação do fármaco. Além disso, foram registados os efeitos inibitórios dependentes da dose sobre a proliferação de linhas celulares tumorais.

2.7. Kevin *et al.*, 2001, desenvolveram as nanopartículas de quitosano como um sistema de entrega para a doxorrubicina. Neste estudo, as moléculas catiónicas e hidrofílicas foram aprisionadas em nanopartículas formadas por gelificação iónica do polissacárido quitosano carregado positivamente, o que foi conseguido mascarando a carga positiva da DOX através da sua complexação com o poli-ânion e o sulfato de dextrano. Investigaram as possibilidades de formação de um complexo entre o quitosano e a DOX antes da formação das partículas e avaliaram também a atividade das nanopartículas carregadas com DOX em culturas de células, o que indicou que as que continham sulfato de dextrano eram capazes de manter a atividade citostática em relação à DOX livre, enquanto os complexos de DOX com o quitosano antes da formulação das nanopartículas mostravam uma atividade ligeiramente reduzida. Por último, com base nos estudos preliminares, os autores referiram que a viabilidade das nanopartículas de quitosano consistia em conter o fármaco básico DOX e introduzi-lo nas células na sua forma ativa.

2.8. Tanima Banerjee *et al.*, 2002, efectuaram a preparação, caraterização e biodistribuição de nanopartículas ultrafinas de quitosano. Neste estudo, as nanopartículas de quitosano reticuladas com glutaraldeído foram preparadas utilizando AOT ou um sistema micelar invertido em hexano. Verificaram a capacidade de ligação cruzada do polímero por FTIR, a variação do tamanho das partículas com a quantidade de agente de ligação cruzada e as imagens TEM das partículas, que tinham uma forma esférica e permaneciam sob a forma de agregação. Além disso, relataram a biodistribuição destas partículas após injeção intravenosa em ratos, o que mostrou que estas partículas escapam facilmente ao sistema RES e permanecem no sangue durante um período de tempo considerável, e a imagem mostra também a distribuição das partículas no coração, fígado, rim, bexiga e coluna vertebral. Além disso, os estudos de biodistribuição das nanopartículas de CN mostraram que estas partículas também se distribuem na medula óssea, pelo que sugeriram a possibilidade de utilizar estas nanopartículas para fins de imagiologia e de seleção de alvos ósseos.

2.9. M.L. Hans e A.M. Lowman, em 2002, estudaram as nanopartículas biodegradáveis para a administração de fármacos. Neste estudo, numerosos investigadores exploraram a utilização potencial de nanopartículas poliméricas como transportadores de uma vasta gama de fármacos para aplicações terapêuticas, devido à sua versatilidade e à sua vasta gama de propriedades. Em particular, discutiram que esta classe de transportadores é extremamente promissora nas áreas dos novos sistemas de administração de fármacos, especialmente na terapia do cancro e na administração controlada de vacinas.

2.10. Kumaresh S *et al.*, 2000, estudaram as nanopartículas poliméricas biodegradáveis como dispositivos de administração de fármacos. Além disso, discutiram em pormenor as nanopartículas poliméricas biodegradáveis e o seu método de preparação, carga do fármaco, libertação do fármaco e aplicações.

2.11. Sung-wook choi *et al.*, 2003, analisaram a modificação da superfície de nanopartículas funcionais para a administração controlada de fármacos. O autor referiu que, atualmente, as nanopartículas modificadas à superfície têm sido objeto de grande atenção como veículo de fármacos, bem como os polímeros naturais e sintéticos utilizados como materiais para a preparação de nanopartículas. Além disso, o autor insistiu no facto de as caraterísticas da superfície das nanopartículas (casca) serem mais importantes do que as do núcleo, porque a camada da casca entra em contacto direto com os fluidos e os órgãos do corpo. Por conseguinte, as nanopartículas são revestidas com hidrofílicos para permitir uma circulação prolongada e ou foram conjugadas com ligandos ou proteínas funcionais para uma entrega específica no local. Para além disso, o autor discutiu também em profundidade vários métodos de preparação e as aplicações de modificações da superfície de nanopartículas poliméricas funcionalizadas para circulação prolongada, entrega específica no local e entrega oral.

2.12. Vijaya k *et al.*, 2006, estudaram a preparação de nanopartículas de céria embebidas em PMMA utilizando a técnica sonoquímica e referiram que a distribuição homogénea de céria semicristalina em polimetacrilato de metilo. Em seguida, foram utilizados os métodos XRD, TEM, DSC e TGA para caraterizar a preparação.

2.13. Catarrina pinto reis *et al.*, 2006 analisaram os métodos de preparação mais importantes, especialmente os que utilizam os polímeros naturais. Foram também estudadas as vantagens e desvantagens para a seleção de um método de encapsulamento adequado para a preparação de nanopartículas poliméricas carregadas com fármacos.

2.14. Sunil K. Jain, 2006 estudou as novas microesferas à base de silicato de cálcio para a rapaglinida (rg) com investigações *in-vivo*. Demonstrou a avaliação do desempenho gastro-retensivo e dos parâmetros farmacocinéticos de microesferas flutuantes optimizadas (RGFMCS4) constituídas por (1) silicato de cálcio (cs) como transportador poroso. (2) rapaglinida (Rg) um agente hipoglicémico oral e (3) eudragit s (Es) como polímero. Mostrou caraterísticas favoráveis de flutuação e libertação do fármaco *in-vitro*. O comportamento gastro-retensivo desta formulação foi comparado com uma microesfera não flutuante (RgNFM) preparada a partir do mesmo polímero. O teste de estabilidade da formulação marcada com 99m Tc foi efectuado utilizando uma solução tampão padrão adequada de PH 2,6, 6,8 e 7,4. O estudo da distribuição nos órgãos foi também efectuado em ratos albinos, a fim de medir a eficiência da marcação da formulação com 99m Tc. A cintilografia gama da formulação foi também realizada em coelhos albinos para monitorizar o trânsito do RgFMCS4 e do RgNFM no trato gastrointestinal (GI). Foi registado um tempo de residência gástrica prolongado (TRG) superior a 6 horas em todos os animais para as microesferas flutuantes de Rg à base de silicato de cálcio. Além disso, a formulação optimizada carregada de repaglinida foi administrada oralmente a coelhos albinos e foram utilizadas amostras de sangue para determinar os parâmetros farmacocinéticos da Rg a partir de microesferas flutuantes, que foram comparados com os parâmetros farmacocinéticos da formulação comercializada em comprimidos. Verificou-se que a biodisponibilidade relativa das microesferas flutuantes carregadas de Rg aumentou cerca de 3,17 vezes em comparação com a do comprimido comercializado e também foram estudadas as meias-vidas eliminadas da formulação de Rg.

2.15. Jain *et al.*, 2007, estudaram o sistema de distribuição granular flutuante de repaglinida baseado num suporte poroso. Neste estudo, o silicato de cálcio (FLR) como suporte poroso, a repaglinida, um hipoglicemiante oral, e a hidroxipropilmetilcelulose K4M (HPMC K4M), a etilcelulose (EC) e o carbopol 940 (CP940) como polímeros formadores de matrizes foram utilizados para a preparação de grânulos flutuantes e a avaliação das suas propriedades gastro-retensivas e de libertação controlada. O trânsito dos grânulos flutuantes no trato gastrointestinal (GI) foi monitorizado por cintilografia gama em coelhos albinos. A formulação optimizada foi comparada *in vivo* com grânulos de lactose (RgSCLG) preparados a partir de polímeros idênticos com uma relação de composição optimizada. Em seguida, a formulação optimizada carregada com repaglinida foi administrada oralmente a coelhos albinos e as amostras de sangue recolhidas foram utilizadas para determinar os parâmetros farmacocinéticos da Rg a partir da formulação granular flutuante. Os resultados foram comparados com os parâmetros farmacocinéticos da formulação de Rg em comprimidos comercializada. A formulação optimizada (Rg SCG4) demonstrou caraterísticas favoráveis de flutuação e libertação *in vitro*. O tempo de residência gástrica prolongado (TRG) de mais de 6 horas foi alcançado em todos os indivíduos para grânulos flutuantes de Rg à base de silicato de cálcio. Por fim, o autor referiu que o sistema concebido ofereceu vantagens claras e demonstrou um aumento da biodisponibilidade da repaglinida.

2.16. Fatemeh Sadeghi *et al.,* 2003 estudaram a comparação das caraterísticas da matriz de etilcelulose preparada por técnica de dispersão sólida ou mistura física. Neste método, utilizou-se o diclofenac de sódio como fármaco modelo e avaliou-se o efeito da relação fármaco: polímero e do método de produção da matriz na força de esmagamento do comprimido, na friabilidade, no perfil de libertação do fármaco e no mecanismo de libertação do fármaco. As matrizes preparadas a partir de misturas físicas do fármaco e do polímero eram mais duras do que as preparadas a partir de sistemas de dispersão sólida, mas as suas taxas de libertação eram consideravelmente mais rápidas. Além disso, o autor concluiu que, entre os dois métodos, o encapsulamento de partículas de fármaco por polímero em matrizes preparadas a partir de um sistema de dispersão sólida mostrou um grande atraso na difusão do fármaco através do polímero e fez com que a difusão fosse um processo retardador da taxa no mecanismo de libertação do fármaco.

2.17. Pruthvipathy R *et al.,* 1995, investigaram os comprimidos de libertação controlada com matriz de etilcelulose de um fármaco solúvel em água. O cloridrato de pseudoefedrina foi utilizado como fármaco modelo para a preparação de comprimidos de libertação sustentada por compressão direta com etilcelulose (CE). Inicialmente, foram estudados diferentes graus de viscosidade da CE. Verificou-se que um aumento do grau de viscosidade resultava num aumento moderador marginal da taxa de libertação. No entanto, os graus de viscosidade mais baixos produziram comprimidos mais duros. Em seguida, o grau 10 cp altamente compressível foi utilizado para estudar o efeito da carga de fármaco, do tamanho das partículas, da força de compressão e da concentração de estearato de magnésio nas propriedades de libertação. A taxa de libertação do fármaco diminuiu com uma diminuição da concentração do fármaco na matriz. Além disso, a partir da cinética de libertação do fármaco, verificou-se que o quadrado da taxa de libertação é proporcional à concentração do fármaco na matriz, o que indica que a libertação do cloridrato de pseudoefedrina a partir de matrizes CE é essencialmente controlada pela matriz.

2.18. MD. Abu Hena Mostafa Kamal *et al.,* 2008 desenvolveram as microcápsulas de libertação sustentada de indometacina (IM) utilizando etilcelulose e ftalato de hidroxipropilmetilcelulose por emulsificação O/W. As microcápsulas preparadas foram avaliadas quanto ao tamanho, forma, teor de fármaco e libertação de fármaco *in vitro*. As microcápsulas apresentaram curvas de libertação sustentada em tampão fosfato de pH 7,2 até 6 h. Os dados obtidos a partir dos perfis de dissolução foram comparados à luz de diferentes modelos cinéticos e os coeficientes de regressão foram comparados. O estudo de dissolução *in vitro* confirmou o padrão de libertação de ordem de Higuchi. A análise do tamanho das partículas e dos dados de libertação de cinco lotes consecutivos preparados indicou uma reprodutibilidade adequada do processo de evaporação do solvente. A taxa de libertação aumentou exponencialmente com a adição de HPMCP no CE. Além disso, a taxa de libertação imediata foi observada no máximo com a concentração mais elevada de HPMCP (proporção 3:7 de EC: HPMCP) utilizada neste estudo. Por outro lado, a taxa de libertação imediata foi menor quando a combinação de CE e HPMCP foi utilizada na proporção de 10:0. Além disso, quando a percentagem de HPMCP foi aumentada, verificou-se que o tamanho das partículas das microcápsulas diminuiu.

2.19. A. A. Attama *et al.*, 2008 estudaram o novo sistema de entrega adesiva bucal de hidroclorotiazida que é formulado com etilcelulose, complexo interpolimérico de hidroxipropilmetilcelulose. Neste estudo, foram estudadas as propriedades do adesivo bucal e da libertação *in vitro* de diferentes proporções. Os pensos contendo hidroclorotiazida (HCTZ) foram preparados pelo método de moldagem e, em seguida, avaliados utilizando os seguintes parâmetros: diâmetro, espessura, comportamento de inchaço, força adesiva bucal, análise do teor de fármaco e estudos de libertação in vitro. Foi também utilizado um tensiómetro Lecomte Du Nouy adaptado para avaliar a adesão bucal dos adesivos na mucosa bucal recém-excisada de um porco. A libertação de HCTZ a partir dos adesivos foi estudada em tampão fosfato (pH 7,5). Verificou-se que a relação 1:2 de CE e HPMC deu a maior força adesiva bucal e todos os adesivos tinham diâmetros uniformes mas espessuras variadas com as suas áreas a variar entre 2,06 e 2,16 cm^2. Além disso, o rácio da área de dilatação (ASR) indicou que os adesivos não dilataram até duas vezes as suas áreas iniciais, sendo que o lote que continha a proporção 3:2 de CE e HPMC possuía o ASR mais elevado. Além disso, a análise de Higuchi do mecanismo de libertação indicou que a libertação de HCTZ dos adesivos formulados com proporções de 1:1 e 2:1 de CE e HPMC ocorreu predominantemente por um processo de difusão. Por fim, o autor concluiu que este método poderia ser utilizado como um sistema de libertação alternativo eficaz para a HCTZ em comparação com as formulações convencionais de comprimidos.

2.20. Huan Meng *et al.*, 2007, estudaram a reatividade ultraelevada que provoca a nanotoxicidade (explicação da toxicidade oral das nanopartículas de cobre). Neste estudo, a reatividade química ultra-elevada do nano-cobre resulta na nanotoxicidade específica, o que foi plenamente comprovado por experiências *in vivo* e *in vitro*, utilizando o estudo da cinética química *(in vitro)* e a análise dos gases sanguíneos e dos electrólitos plasmáticos (*in vivo*). Os autores concluíram que a elevada reatividade provoca uma grande diferença toxicológica entre as partículas de tamanho pequeno (23,5 nm) e de tamanho grande (17 pm).

2.21. Zhen chen *et al.*, 2006, estudaram os efeitos toxicológicos agudos das nanopartículas de cobre através de *um estudo in vivo*. Neste estudo, a toxicidade das nanopartículas de cobre (23,5 nm), *in vivo,* a DL_{50}, as alterações morfológicas, os exames patológicos e os índices bioquímicos sanguíneos de ratinhos experimentais foram estudados comparativamente com micropartículas de cobre (17 pm) e iões cúpricos. Os resultados indicaram uma caraterística de nanotoxicidade dependente do género.

2.22. Fengyuan piao *et al.*, *2003* estudaram os efeitos tóxicos sub-agudos do zinco em vários tecidos e órgãos de ratos. Neste estudo, descobriram que a exposição ao zinco, especialmente em doses mais elevadas, pode produzir efeitos tóxicos em vários tecidos e órgãos, incluindo o sistema hematopoiético, a citogenética, a bioquímica e a função do sistema endócrino. O estudo sugere que o zinco deve ser utilizado com cuidado, especialmente por grupos de alto risco, como crianças e mulheres grávidas, apesar de ser utilizado como aditivo alimentar ou em automedicação.

2.23. Bing wang *et al.*, **2006,** estudaram a toxicidade aguda do pó de zinco à escala nano e micro em ratos adultos saudáveis. Neste estudo, os ratos adultos saudáveis, machos e fêmeas, foram administrados por via gastrointestinal numa dose de 5g/kg de peso corporal com partículas de dois tamanhos, pó de zinco em nanoescala (M-Zn), enquanto um grupo de ratos tratados com carboximetilcelulose de sódio foi utilizado como controlo. Foram registados os sintomas e a mortalidade após o tratamento com pó de zinco. Os efeitos das partículas sobre o elemento sanguíneo, o nível bioquímico sérico e a coagulação sanguínea foram estudados após duas semanas de administração. Os órgãos foram recolhidos para exame histopatológico. Os resultados mostraram que, para além das lesões patológicas nos tecidos hepático, renal e cardíaco, apenas foi encontrada uma ligeira inflamação no estômago e no intestino em todos os ratos tratados com zinco, sem alterações patológicas significativas noutros órgãos.

2.24. Haimanti bhattacharya *et al.*, **2008** estudaram os estudos de toxicidade do nanilfenol (Np) no barbo rosado (puntius concnonious): uma avaliação bioquímica e histopatológica. A toxicidade aguda do nanilfenol para o barbo rosado foi determinada em bioensaios semi-estáticos. A concentração mediana (LC$_{50}$) para 96 h foi de 1,72 μm. Os efeitos de concentrações sub-letais de Np (0,17, 0,34 e 0,68 μm) nas estruturas e parâmetros bioquímicos, aspartato aminotransferase e alanina monotransferase nas brânquias, fígado e rim do barbo rosado foram estudados após 14 dias. Os resultados mostraram que o Np causou alterações na estrutura dos órgãos, como evidenciado pela hiperplasia do epitélio e a fusão de lamelas secundárias nas brânquias, o desaparecimento da membrana celular e a necrose celular no fígado, bem como hemorragias no rim.

2.25. M.J. Grau *et al.* , **2000** estudaram as nano-suspensões de fármacos pouco solúveis - reprodutibilidade da produção em pequena escala. Neste estudo, o autor utilizou a técnica de homogeneização para resolver o problema da solubilidade de fármacos pouco solúveis.

2.26. Yuuki Ta kashima *et al.*, **2007** prepararam as micropartículas contendo nanoesferas catiónicas de PLGA como transportadores de genes para evitar a agregação das nanoesferas. Neste estudo, a emulsão de nanopartículas de PLGA foi preparada por uma mistura de acetona/metanol (2/1) contendo PLGA e um material catiónico. Verificou-se que esta técnica era capaz de fornecer nanoesferas de PLGA catiónicas com propriedades melhoradas de re-dispersão e manuseamento.

2.27. Christian Augsten *et al.*, **2008,** efectuaram um trabalho de investigação sobre uma análise pormenorizada de nanoesferas biodegradáveis através de diferentes técnicas - uma abordagem combinada para detetar tamanhos de partículas e distribuições de tamanhos. Neste estudo, as nano-suspensões de poli (D, L-Lactide -co-glycolide) como sistema de nanoesferas intravenosas foram produzidas por deposição de solvente em soluções aquosas de poloxâmero 188. Além disso, compararam o tamanho das partículas com e sem poloxâmero. Verificou-se que a diferença nos diâmetros e quantificada.

2.28. Padma V. devarajan *et al.*, **2007** estudaram a preparação e a avaliação *In-vitro/in-vivo* de nanopartículas de eudragit carregadas com gliclazida como veículo de libertação sustentada. Neste estudo, utilizaram o método de precipitação para a preparação de nanopartículas de eudragit L100 (ELNP), enquanto a nanopartícula de Eudragit RSPO (ERSNP) foi preparada pelo método de evaporação de solventes. Foi investigada a influência de vários factores de formulação (velocidade de agitação, relação fármaco: polímero, homogeneização e adição de tensioactivos) no tamanho das partículas, na carga do fármaco e na eficiência da encapsulação. Foram também efectuados estudos de libertação *in vitro*, SEM, FTIR, SEM, DSC, estudo de estabilidade e estudo *in vivo*, tendo sido obtidos resultados favoráveis em todos os estudos.

2.29. P.D. Scholes *et al.*, **1999,** estudaram a deteção e determinaram os níveis superficiais de poloxâmero e de tensioativo PVA em nanoesferas biodegradáveis utilizando SSIMS e XPS. Neste estudo, a caraterização química da superfície de nanoesferas de poli (DL-lactida co-glicolida) com menos de 200 nm foi efectuada utilizando as técnicas analíticas complementares de espetrometria de massa de iões secundários estáticos (SSIMS) e espetroscopia de fotoelectrões de raios X (XPS). Além disso, a nanoesfera foi preparada por uma técnica de evaporação de solvente de emulsificação com PVA, polaxamer 407 e poloxamina 908, respetivamente, como estabilizadores.

2.30. Kaori Hara *et al.*, *2008,* estudaram o exame histológico de nanoesferas de PLGA para administração intratraqueal de fármacos. Neste estudo, efectuaram exames patológicos e histológicos do tecido após a instilação intratraqueal de nanoesferas de PLGA encapsuladas com fármacos. Após a introdução intratraqueal de nanoesferas de PLGA encapsuladas com FITC num rato, o FITC foi encontrado nos pulmões, fígado, rim, cérebro, baço e pâncreas do rato, como demonstrado pela coloração histoquímica imune com o corante. Os resultados mostraram que a possibilidade de induzir danos nos tecidos causados pela resposta imunitária excessiva da deposição de nanoesferas de PLGA era muito baixa, porque as nanoesferas não eram tratadas como substâncias estranhas.

CAPÍTULO 3. OBJECTIVO E FINALIDADE DO ESTUDO:

O objetivo do presente estudo é desenvolver nanopartículas de Repaglinida revestidas com polímeros de libertação controlada para o tratamento da doença diabética.

Os objectivos são

✓ Preparar nanopartículas de repaglinida revestidas com polímeros através do método de evaporação de solventes utilizando os seguintes polímeros em três proporções diferentes (1:2; 1:3; 1:4). Os polímeros são

- Poli (metacrilato de metilo) (PMMA),

- Poli (lactido-co-glicolido),

- Quitosana,

- Etilcelulose.

✓ Estudar a recuperação de nanopartículas, a eficiência de encapsulamento e a carga de fármaco de quatro polímeros diferentes para selecionar a melhor relação.

✓ Para estudar a recuperação das nanopartículas, a eficiência de encapsulamento, a carga do fármaco, o tamanho das partículas, a interação polímero-fármaco, a análise termogravimétrica, a calorimetria diferencial de varrimento, as análises de difração de raios X, a espetroscopia eletrónica de varrimento da proporção selecionada de quatro preparações diferentes de nanopartículas poliméricas.

✓ Estudar as caraterísticas *in vitro* e a cinética de libertação da melhor relação selecionada das quatro preparações diferentes de nanopartículas poliméricas.

✓ Estudar o efeito tóxico da melhor preparação em diferentes dosagens utilizando ratos albinos machos.

CAPÍTULO 4. PERFIL DO MEDICAMENTO - REPAGLINIDA (WWW.DRUGS . COM)

Estrutura da repaglinida :

repaglinide

nateglinide

Pronúncia: (rehî"ⱼ PAGîⁿⱼ lihî"ⱼ nide)

Classe: Agente antidiabético

Denominações comerciais:

Prandin

Comprimidos 0,5 mg, 1 mg, 2 mg

GlucoNorm (Canadá)

Farmacologia

Diminui a glicose no sangue ao estimular a libertação de insulina pelo pâncreas.

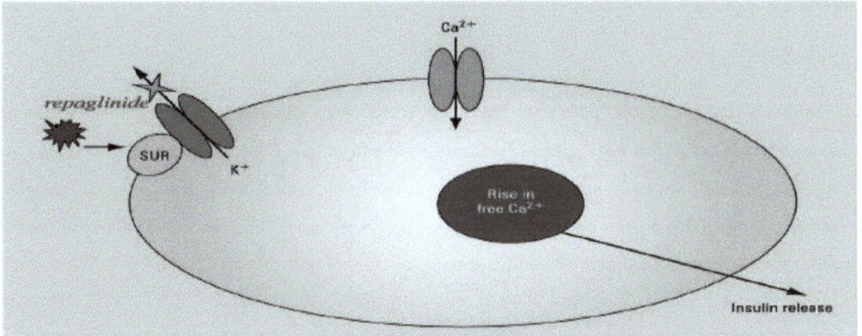

Figure 6. Mechanism of action of *repaglinide*. Binding of *repaglinide* to sulphonylurea receptors (SURs) leads to the depolarisation of the β-cell due to inactivation of the K_{ATP} channels. This activates voltage-dependent Ca^{2+} channels, causing an influx of Ca^{2+} and the release of insulin.

Fig 4.1.1. Mecanismo de ação da repaglinida. A ligação da repaglinida aos receptores de sulfonilureia leva à despolarização da célula β devido à inativação dos canais DE K_{ATP}. Isto ativa os canais de Ca^{2+} dependentes da voltagem, provocando um influxo de Ca^{2+} e a libertação de insulina.

FARMACOCINÉTICA

Absorção

- Rápida e completamente absorvido pelo trato gastrointestinal. O tempo máximo de absorção é de 1 hora (dose única e doses múltiplas). A biodisponibilidade absoluta é de 56%. A C max média é reduzida em 20%; a AUC é reduzida em 12,4% pelos alimentos.

Distribuição

- A Vd é de 31 L (IV). A ligação proteica e a ligação à albumina humana é superior a 98%.

Metabolismo

- Completamente metabolizado por biotransformação oxidativa e conjugação direta com ácido glucurónico. As enzimas CYP-450, principalmente CYP3A4, estão envolvidas na Nî", na desalquilação para ácido dicarboxílico oxidado (M2), depois para amina aromática (M1) e acil glucuronido (M7) (metabolitos inactivos).

Eliminação

- Eliminado nas fezes (90% recuperado) e na urina (8%). O Cl corporal total é de 38 L/h (IV). O t ½ é de cerca de 1 h.

POPULAÇÕES ESPECIAIS

Comprometimento da função renal

- AUC e C max aumentam em caso de insuficiência renal grave.

Comprometimento da função hepática

- Concentrações séricas mais elevadas e mais prolongadas em doentes com insuficiência hepática moderada a grave.

Indicações e utilização

- Adjuvante da dieta e do exercício para baixar a glucose no sangue em doentes com diabetes mellitus dependente de noni"ᵢ insulini"ᵢ (tipo 2) cuja hiperglicemia não pode ser controlada apenas com dieta e exercício. Pode ser utilizado com metformina ou tiazolidinedionas (por exemplo, rosiglitazona) quando a hiperglicemia não pode ser controlada por exercício, dieta e monoterapia com metformina, sulfonilureias, repaglinida ou tiazolidinedionas.

Contra-indicações

- Insulina,

- Diabetes dependente (tipo 1);

- Cetoacidose diabética com ou sem coma;

- Hipersensibilidade à repaglinida ou aos seus componentes.

Dosagem e administração

- Não existe um regime posológico fixo; monitorizar periodicamente a glucose no sangue para determinar a dose mínima eficaz. Duplicar a dose pré-prandial até 4 mg em cada refeição até obter uma resposta satisfatória (dose máxima, 16 mg/dia). Deixar passar 1 semana após cada ajuste de dose para avaliar a resposta.

- Doentes não tratados anteriormente ou cuja HbA 1c é inferior a 8% Adultos

- PO A dose inicial é de 0,5 mg a cada refeição.

- Doentes previamente tratados ou cuja HbA 1c é superior ou igual a 8% Adultos

- PO Dose inicial 1 a 2 mg a cada refeição.

TERAPIA COMBINADA

Adultos

- PO A dose inicial e os ajustes de dosagem para a terapia combinada são os mesmos da monoterapia com repaglinida.

Conselhos gerais

- Administrar às refeições para reduzir o risco de hipoglicemia.

- Administrar imediatamente antes de cada refeição ou até 30 minutos antes da refeição.

Armazenamento/Estabilidade

- Conservar os comprimidos a uma temperatura ambiente controlada (inferior a 77°F). Manter bem fechado e proteger da humidade.

Interações medicamentosas

- Os medicamentos que induzem CYP3A4 (por exemplo, barbitúricos, carbamazepina, rifampicina, troglitazona) podem aumentar o metabolismo da repaglinida.

- Os medicamentos que inibem a CYP3A4 (por exemplo, eritromicina, cetoconazol, miconazol) podem inibir o metabolismo da repaglinida.

- Os medicamentos que produzem hiperglicemia (por exemplo, bloqueadores dos canais de cálcio, corticosteróides, diuréticos, estrogénios e contraceptivos orais, isoniazida, ácido nicotínico, fenotiazinas, fenitoína, simpaticomiméticos, produtos da tiroide) podem levar à perda do controlo glicémico. Monitorizar o doente e ajustar a terapêutica quando estes agentes são iniciados ou interrompidos.

Gemfibrozil

- Pode resultar num aumento e prolongamento dos efeitos da repaglinida na redução da glucose no sangue. Os doentes que estejam a tomar repaglinida não devem começar a tomar gemfibrozil; os doentes que estejam a tomar gemfibrozil não devem começar a tomar repaglinida.

Gemfibrozil e itraconazol

- O itraconazol e o gemfibrozil têm um efeito inibidor sinérgico no metabolismo da repaglinida. Os doentes que tomam gemfibrozil e repaglinida não devem receber itraconazol.

Levonorgestrel e etinilestradiol

- Os níveis plasmáticos destes agentes e os da repaglinida podem estar elevados.

- Medicamentos ligados a proteínas (por exemplo, agentes bloqueadores beta-adrenérgicos, IMAO, AINE, probenecida, salicilatos, sulfonamidas)

- Pode potenciar o efeito hipoglicémico da repaglinida.

Sinvastatina

- Os níveis plasmáticos de repaglinida podem estar aumentados.

Reacções adversas

Cardiovascular

- Reacções CV graves (4%)

- reacções isquémicas cardíacas (2%);

- mortes causadas por reacções CV (0,5%).

CNS

- Dor de cabeça (11%).Dermatológicos. Alopécia, síndroma de Stevens" Johnson (pós-comercialização).

EENT

- Rinite (7%).

IG

- Diarreia, náuseas (5%);

- Dispepsia (4%)

- Prisão de ventre

- Vómitos (3%)

- Desordem dentária (2%)

- Pancreatite (pós-comercialização)

- Geniturinário

ITU (3%).

- Hematológico-Linfático

- Trombocitopenia

- Leucopénia (menos de 1%)

- Anemia hemolítica

- Disfunção hepática grave (pós-comercialização).

Metabólico-Nutricional

- Hipoglicemia (31%).

Hipoglicemia

- A seleção adequada dos doentes, a dosagem e as instruções dadas aos doentes são importantes para evitar episódios de hipoglicemia. Os doentes idosos, debilitados ou malnutridos e os doentes com insuficiência adrenal, pituitária, hepática ou renal grave podem ser particularmente susceptíveis à ação hipoglicémica dos medicamentos para baixar a glucose.

Perda do controlo glicémico

* Os doentes estabilizados em qualquer regime diabético podem sofrer perda do controlo glicémico quando expostos a stress, incluindo traumatismo, febre, infeção ou cirurgia. Nessas alturas, pode ser necessário interromper a repaglinida e administrar insulina.

Sobredosagem

Sintomas

* Coma,

* Hipoglicemia,

* Imparidade,

* Neurológico,

* Convulsão.

CAPÍTULO 5. PERFIL DOS POLÍMEROS

5.1. ETILCELULOSE:

(Kibbe.H.A., 2000. "Hand book of Pharmaceutical excipients" 91 - 93).

1. Nomes não proprietários:

Etilcelulose, BP, PhEur, USPNF

2. Sinónimos:

Aquacoat ECD; Aqualon; E462;Ethocel; Surelease.

3. Nome químico e número de registo CAS:

Éter etílico de celulose [9004-5

4. Categoria funcional:

- Agente de revestimento

- Fixador de aromas

- Aglutinante de comprimidos

- Enchimento de comprimidos

- Agente de aumento da viscosidade.

5. Structural Formula

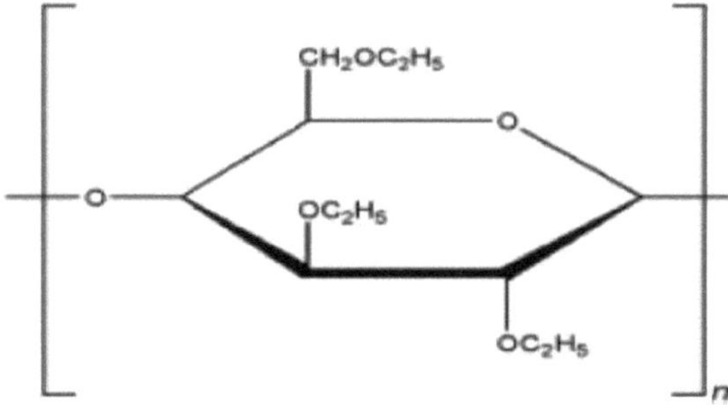

3. A etilcelulose com substituição etoxilada completa (DS = 3) éC12H23O6 (C12H22O5)Nc12H23O5 onde n pode variar para fornecer uma grande variedade de pesos moleculares.

3. A etilcelulose, um éter etílico da celulose, é um polímero de cadeia longa constituído por unidades de B-anidroglucose unidas por ligações acetálicas.

6. Aplicações na formulação ou tecnologia farmacêutica:

A etilcelulose é amplamente utilizada em formulações farmacêuticas orais e tópicas;

- A principal utilização da etilcelulose em formulações orais é como agente de revestimento hidrofóbico para comprimidos e grânulos. Os revestimentos de etilcelulose são utilizados

✓ para modificar a libertação de um medicamento,

✓ para disfarçar um sabor desagradável, ou

✓ para melhorar a estabilidade de uma formulação;

por exemplo, quando os grânulos são revestidos com etilcelulose para inibir a oxidação.

- As formulações de comprimidos de libertação modificada podem também ser produzidas utilizando etilcelulose como formador de matriz.

- A etilcelulose, dissolvida num solvente orgânico ou numa mistura de solventes, pode ser utilizada por si só para produzir películas insolúveis em água. Os graus de etilcelulose de maior viscosidade tendem a produzir películas mais fortes e mais duradouras.

- As películas de etilcelulose podem ser modificadas para alterar a sua solubilidade, através da adição de37 terilizável ou de um plastificante.

- Uma dispersão aquosa de polímero (ou látex) de etilcelulose, como Aquacoat ECD (FMCBiopolymer) ou Surelease (Colorcon), também pode ser utilizada para produzir películas de etilcelulose sem a necessidade de solventes orgânicos.

- A libertação do fármaco através de formas de dosagem revestidas com etilcelulose pode ser controlada por difusão através do revestimento da película. Este processo pode ser lento, a não ser que seja utilizada uma grande área de superfície (por exemplo, pastilhas ou grânulos em comparação com comprimidos). Nestes casos, as dispersões aquosas de etilcelulose são geralmente utilizadas para revestir grânulos ou pastilhas.

- As esferas e grânulos revestidos de etilcelulose demonstraram igualmente a capacidade de absorver a pressão e, por conseguinte, de proteger o revestimento da fratura durante a compressão.

- Os graus de etilcelulose de elevada viscosidade são utilizados na microencapsulação de medicamentos.

- A libertação de um fármaco de uma microcápsula de etilcelulose é função da espessura da parede da microcápsula e da área de superfície.

- Nas formulações para comprimidos, a etilcelulose pode ser utilizada adicionalmente como aglutinante, sendo a etilcelulose misturada a seco ou granulada por via húmida com um solvente como o etanol (95%)

- A etilcelulose produz comprimidos duros com baixa friabilidade, embora possam apresentar uma dissolução deficiente.

- A etilcelulose também tem sido utilizada como agente de administração de agentes terapêuticos a partir de aparelhos orais (por exemplo, dentários).

- Em formulações tópicas, a etilcelulose é utilizada como agente espessante em cremes, loções ou géis, desde que seja utilizado um solvente adequado.

- A etilcelulose tem sido estudada como estabilizador de emulsões.

- A etilcelulose é também utilizada em cosméticos e produtos alimentares.

7. DESCRIÇÃO:

A etilcelulose é um pó insípido, de fluxo livre, de cor branca a castanho-claro.

Solubilidade:

- A etilcelulose é praticamente insolúvel em glicerina, propilenoglicol e água.

- A etilcelulose com menos de 46,5% de grupos etoxilo é muito solúvel em clorofórmio, metilacetato, tetrahidrofurano e em misturas de hidrocarbonetos aromáticos com etanol (95%).

- A etilcelulose que contém pelo menos 46,5% de grupos etoxilo é muito solúvel em clorofórmio, etanol (95%), acetato de etilo, metanol e tolueno.

Gravidade específica:

1,12-1,15 g/cm^3

Viscosidade:

A viscosidade da etilcelulose é medida tipicamente a 25°C utilizando 5% p/v de etilcelulose dissolvida numa mistura de solventes de 80% de tolueno: 20% de etanol (w/w). Estão disponíveis comercialmente vários tipos de etilcelulose com diferentes viscosidades.

- Podem ser utilizadas para produzir soluções a 5% p/v em misturas de solventes orgânicos com viscosidades que variam nominalmente entre 7 e 100 mPa s (7-100 Cp). Podem ser utilizados graus específicos de etilcelulose, ou misturas de diferentes graus, para obter soluções com a viscosidade desejada. As soluções de viscosidade mais elevada tendem a ser compostas por cadeias poliméricas mais longas e produzem películas fortes e duradouras.

- A viscosidade de uma solução de etilcelulose aumenta com o aumento da concentração de etilcelulose; por exemplo, a viscosidade de uma solução a 5% p/v de Ethocel Standard 4 Premium é de 4 mPa s (4 Cp) e a de uma solução a 25% p/v do mesmo tipo de etilcelulose é de 850 mPa s (850 Cp). Podem obter-se soluções com uma viscosidade inferior incorporando uma percentagem mais elevada (30-40%) de um álcool alifático de baixo peso molecular, como o etanol, o butanol, o propan-2-ol ou o n-butanol, com tolueno.

- A viscosidade destas soluções depende quase exclusivamente do teor de álcool e é independente do tolueno.

- Além disso, estão disponíveis graus não farmacêuticos de etilcelulose que diferem no seu teor de etoxilo e grau de polimerização.

8. ESTABILIDADE E CONDIÇÕES DE ARMAZENAMENTO:

- A etilcelulose é um material estável e ligeiramente higroscópico. É quimicamente resistente aos álcalis, tanto diluídos como concentrados, e às soluções salinas, embora seja mais sensível aos materiais ácidos do que os ésteres de celulose.

- A etilcelulose está sujeita a degradação oxidativa na presença de luz solar ou de luz UV a temperaturas elevadas. Este fenómeno pode ser evitado pela utilização de antioxidantes e aditivos químicos que absorvam a luz na gama dos 230-340 nm.

- A etilcelulose deve ser armazenada a uma temperatura não superior a 32°C (90°F) numa área seca, longe de todas as fontes de calor. Não deve ser armazenada junto a peróxidos ou outros agentes oxidantes.

9. INCOMPATIBILIDADES:

Incompatível com cera de parafina e cera microcristalina.

10. SEGURANÇA:

- A etilcelulose é amplamente utilizada em formulações farmacêuticas orais e tópicas. Também é utilizada em produtos alimentares. A etilcelulose não é metabolizada após o consumo oral e é, por conseguinte, uma substância não calórica. Uma vez que a etilcelulose não é metabolizada, não é recomendada para produtos parentéricos; a utilização parentérica pode ser prejudicial para os rins.

- Como a etilcelulose não é considerada um perigo para a saúde, a OMS não especificou uma dose diária aceitável.

LD50 (coelho, pele) : >5 g/kg

LD50 (rato, oral) : >5 g/kg

- A etilcelulose é geralmente considerada como um material não tóxico, não alergénico e não irritante.

15. PRECAUÇÕES DE MANUSEAMENTO:

- É importante evitar que as nuvens de pó fino de etilcelulose atinjam níveis potencialmente explosivos no ar.

- A etilcelulose é combustível.

- O pó de etilcelulose pode ser irritante para os olhos e deve ser usada proteção ocular.

16. ESTATUTO REGULAMENTAR:

- Listado como GRAS. Aceite para utilização como aditivo alimentar na Europa. Incluído no Guia de Ingredientes Inactivos da FDA (cápsulas, suspensões e comprimidos orais; emulsões tópicas e preparações vaginais).

- Incluído em medicamentos não parentéricos autorizados na Europa. Incluído na lista canadiana de ingredientes não medicinais aceitáveis.

5.2. POLIMETACRILATO DE METILO (PMMA) (WWW.ACRYLIC.COM)

Número CAS: 9011-14-7

Fórmula molecular: (C5O2H8) n

Introdução:

- O poli (metacrilato de metilo) (PMMA) poli (2-metilpropenoato de metilo) é um plástico termoplástico e transparente. Quimicamente, é o polímero sintético do metacrilato de metilo. O PMMA é frequentemente utilizado como alternativa ao vidro e em concorrência com o policarbonato (PC). É frequentemente preferido devido às suas propriedades moderadas, fácil manuseamento e processamento, e baixo custo, mas comporta-se de forma frágil quando carregado, especialmente sob uma força de impacto. Acrílico, ou fibra acrílica, pode também referir-se a polímeros ou copolímeros que contêm poli acrilonitrilo. O material foi desenvolvido em 1928 em vários laboratórios e foi

40

introduzido no mercado em 1933 pela Rohm and Haas Company.

Denominações comerciais:

- Plexiglas, Vitroflex, Limacryl, R-Cast, Per-Clax, Perspex, Plazcryl, Acrylex, Acrylite, Acrylplast, Altuglas, Polycast, Oroglass e Lucite e é vulgarmente designado por vidro acrílico, simplesmente acrílico ou41 teriliza.

Outros nomes: resina de metacrilato de metilo

PROPRIEDADES FÍSICAS E MECÂNICAS

Propriedades físicas gerais

- O PMMA é um polímero vítreo com uma estrutura amorfa. Tem uma densidade de 1,19 g/cm3 e uma absorção de água muito baixa. O índice de refração varia entre 1,49 e 1,51, consoante o tipo.

Propriedades mecânicas

- As peças feitas de PMMA têm uma elevada resistência mecânica e uma boa estabilidade dimensional. O PMMA é um dos termoplásticos mais duros e é também muito resistente aos riscos.

PROPRIEDADES TÉRMICAS, ELÉCTRICAS E ÓPTICAS

Propriedades térmicas

- A estabilidade térmica do PMMA padrão é de apenas 65Oc. Os tipos estabilizados pelo calor podem suportar temperaturas de até 100Oc. O PMMA pode suportar temperaturas tão baixas quanto -70Oc. A resistência às mudanças de temperatura é muito boa.

Comportamento do fogo

- O PMMA inflama-se muito rapidamente. Arde com um brilho azul, mesmo fora da chama, e crepita com jactos brancos.

Propriedades eléctricas

- O PMMA tem boas propriedades isolantes, uma elevada rigidez dieléctrica e uma elevada resistência de rastreio. No entanto, a resistência superficial relativamente elevada favorece a formação de cargas electrostáticas na superfície das peças moldadas; esta situação pode ser amplamente ultrapassada através da utilização de agentes antiestáticos.

Propriedades ópticas

- O PMMA é naturalmente transparente e incolor. A transmissão da luz visível é de 92%. O índice de refração do PMMA é de 1,492. Existem tipos que transmitem os raios UV e tipos que os absorvem quase completamente, pelo que as tintas sensíveis em superfícies pintadas atrás ficam protegidas contra o desvanecimento.

Cor natural

- O PMMA é cristalino e tem um elevado brilho superficial. Pode ser produzido em todas as cores, transparentes e suaves. Propriedades de resistência química

Geral

- O PMMA é resistente a hidrocarbonetos alifáticos, compostos cicloalifáticos, gorduras e óleos, bem como a ácidos diluídos a temperaturas até 60° C.

- Os hidrocarbonetos alifáticos clorados, cetonas, álcoois, éteres, ésteres, aromáticos, gasolina, álcool, vernizes de nitrocelulose e certos plastificantes provocam a dilatação do PMMA ou fissuras por tensão.

- A resistência do PMMA às intempéries é muito boa.

Saúde e segurança

- O PMMA é inodoro, insípido e fisiologicamente seguro.

Utilizações

- O PMMA ou acrílico é um material versátil e tem sido utilizado numa vasta gama de domínios e aplicações.

TECNOLOGIAS MÉDICAS E IMPLANTES

- O PMMA tem um bom grau de compatibilidade com o tecido humano e pode ser utilizado para substituir lentes intra-oculares no olho quando a lente original foi removida no tratamento de cataratas. Historicamente, as lentes de contacto rígidas eram frequentemente fabricadas com este material. As lentes de contacto gelatinosas são muitas vezes feitas de um polímero relacionado, em que os monómeros de acrilato que contêm um ou mais grupos hidroxilo os tornam hidrofílicos.

- Em ortopedia, o cimento ósseo PMMA é utilizado para fixar implantes e para remodelar osso perdido. É fornecido sob a forma de pó com metacrilato de metilo líquido (MMA).

- Embora o PMMA seja biologicamente compatível, o MMA é considerado irritante e possivelmente cancerígeno. O PMMA também tem sido associado a eventos cardiopulmonares no bloco operatório devido a hipotensão. O cimento ósseo actua como uma argamassa e não tanto como uma cola na artroplastia. Embora seja pegajoso, não se liga ao osso nem ao implante, mas preenche principalmente os espaços entre a prótese e o osso, impedindo o movimento.

- As próteses são frequentemente feitas de PMMA e podem ser combinadas com a cor dos dentes e do tecido gengival do paciente. Na cirurgia estética, pequenas microesferas de PMMA suspensas num fluido biológico são injectadas sob a pele para reduzir permanentemente as rugas ou cicatrizes.

Outras utilizações:

- Substituto do vidro resistente ao impacto.

- Redireccionamento da luz do dia.

- Utilizações artísticas e estéticas no mobiliário, Salvador Dali, molduras para quadros.

VANTAGENS E LIMITAÇÕES:

Vantagens

1. O material é muito duro.

2. O material é transparente e pode ser colorido em qualquer cor, desde opaco a translúcido.

3. Boa resistência às intempéries

4. Boas propriedades ópticas.

5. Alto brilho.

6. Resistente aos riscos (mas não tão bom como o vidro, porque risca - é por isso que os para-brisas dos automóveis não são feitos de PMMA).

Limitações

1. Frágil em condições de impacto e a falha ocorre por estilhaçamento.

2. Difícil de moldar produtos de paredes finas devido às fracas propriedades de fluxo.

3. A fraca resistência à fusão a quente limita os métodos de processamento.

4. As propriedades de fluxo tornam o processamento lento em comparação com outros materiais.

5. Não tem deformação elástica significativa antes da rutura, ou seja, vai diretamente para a fratura frágil.

APLICAÇÕES TÍPICAS:

Medicina:	Embalagens para comprimidos, pílulas, cápsulas, supositórios, recipientes para urina,43 equipamento terilizável.
Ótica:	Protectores contra o pó para equipamentos de alta fidelidade, óculos de sol, óculos de relógio, lentes, lupas
Veículos:	Luzes traseiras, indicadores, coberturas do tacómetro, triângulos de aviso
Engenharia eléctrica:	Tampas de lâmpadas, peças de interruptores, mostradores, botões de controlo
Equipamento de	Instrumentos de escrita e de desenho, canetas.

escritório:

Outros: Distribuidores de folhetos, vidros resistentes a estilhaços, cabinas de duche, condutas transparentes, sinais luminosos, brinquedos.

Tabela 5.2.1. Caraterísticas do PMMA

S.N.	Imóveis	Valor aproximado
1.	Massa molar	Varia
2.	Densidade	$1{,}19 \text{ g/cm}^3$
3.	Ponto de fusão	130-140°C (265-285°F)
4.	Ponto de ebulição	200,0°C (392°F)
5.	Resistência à tração	$55 - 80 \text{ MN/m}^2$
6.	Módulo de tração	$2\text{-}3 \text{ GN/m}^2$
7.	Alongamento na rutura	<10 %
8.	Resistência à flexão	$100 - 150 \text{ MN/m}^2$
9.	Calor específico	1,25 - 1,7 Kj/kg/ C°
10.	Temperatura de transição vítrea	100 C°
11.	Coeficiente de expansão térmica	5-10 x 10-5/ C°
12.	Gravidade específica	1.0 a 1.2
13.	Contração do molde	0,001 - 0,005 m/m
14.	Absorção de água	0,1 - 0,5 % (50% rh)
15.	Transparência	Transparente

5.3.   PLGA ou poli (ácido lático-co-glicólico) (Astete., 2006)

Estrutura:

Estrutura do poli (ácido *lático-co-glicólico*). X = número de unidades de ácido lático; y = número de unidades de ácido glicólico

Sinónimos:

Poliglactina

DL-plga (50)

Nome químico e nome de registo CAS:

Ácido propanoico, polímero 2-hidroxi com ácido hidroxilacético

Peso molecular:

40,000-75,000

Descrição:

Amorfo

Sensível à humidade

Temperatura de transição vítrea:

40-60°C

Taxa de degradação:

1-6 meses

A taxa depende dos pesos moleculares do polímero.

A taxa pode variar em função do rácio de LA e G

Solubilidade:

Solúvel numa vasta gama de solventes comuns, incluindo solventes clorados, tetrahidrofurano, acetona ou acetato de etilo.

Armazenar a -20°C

APLICAÇÕES:

1.   É um copolímero que é utilizado numa série de dispositivos terapêuticos aprovados pela Food and Drug Administration (FDA).

2.   É um polímero biodegradável e é muito utilizado em aplicações farmacêuticas e biomédicas.

3.   O PLGA é uma escolha comum na produção de uma variedade de dispositivos biomédicos, tais como: enxertos, suturas, implantes, dispositivos protéticos, micro e nanopartículas, micelas, hidrogéis, sistemas de administração de medicamentos injectáveis, sistemas de administração de medicamentos e estruturas de engenharia de tecidos.

5.4. CHITOSANA

[York, P., 2002; Das, N.G et al. ,2003; Paul, W et al.,2000; Hejazi, R et al.,2003; Majet, N.V et al.,2000; Lawrence, M.J et al. ,2000)]

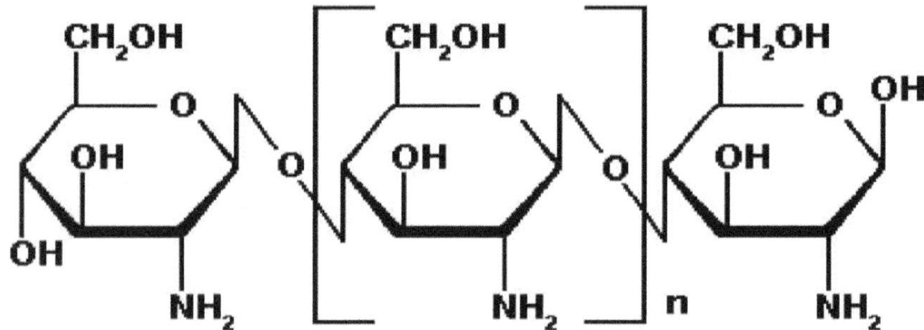

http://en.wikipedia.Org/wiki/Image:Chitosan Haworth.gi

2-amino- 2-desoxi- (1->4)-β-D-glucopiranano.

Introdução:

*   O quitosano é um polissacárido constituído por glucosamina e N-acetilglucosamina e pode ser obtido por desacetilação parcial da quitina de conchas de crustáceos. Também está naturalmente presente em alguns microrganismos e fungos, como a levedura.

*   O termo quitosano é utilizado para descrever um crivo de polímero de quitosano com diferentes pesos moleculares (50KDa-2000KDa), viscosidade (1% de quitosano em 1% de ácido acético<2000 mapas).

Denominação não proprietária:

- Farmacopeia Britânica: cloridrato de quitosano

- Farmacopeia Europeia: cloridrato de quitosano.

Descrição:

- O quitosano apresenta-se sob a forma de flocos ou pó inodoro, branco ou branco-creme. A fibra é bastante comum durante a prescrição e o quitosano pode ter um aspeto "reticulado".

Peso molecular:

- O quitosano está normalmente disponível em vários tipos e graus que variam em peso molecular entre 10 000-1 000 000 e variam em grau de desacetilação e viscosidade.

Solubilidade:

- O quitosano é insolúvel em valores de pH neutros e alcalinos, em etanol (95%) e noutros solventes orgânicos, mas forma sais com ácido inorgânico e ácido orgânico, como ácido glutâmico, ácido clorídrico, ácido lático e ácido acético.

- Os sais de quitosano são solúveis em água, sendo a solubilidade dependente do grau de desacetilação e do pH (auxiliado pelo valor Pka a do quitosano). O quitosano dissolve-se facilmente em soluções diluídas e concentradas da maior parte dos ácidos orgânicos e, em certa medida, em ácidos inorgânicos minerais.

Propriedades típicas:

- O quitosano é uma poliamina catiónica com uma elevada densidade de carga e um pH inferior a 6,5. (e por isso adere a superfícies carregadas negativamente e quelata iões metálicos). É um polielectrólito com grupos reactivos (-OH) e amino.

Acidez/alcalinidade: PH 4-6 (soluções aquosas a 1% p/v)

Densidade: $1{,}35\text{-}1{,}40 g/cm^3$

Viscosidade:

- Está disponível comercialmente uma vasta gama de tipos de viscosidade. Devido ao seu elevado peso molecular e à sua estrutura linear não ramificada. O quitosano é um excelente agente de aumento da viscosidade num ambiente ácido. A viscosidade de uma solução de quitosano aumenta com o aumento da concentração de quitosano e com a diminuição da temperatura. A viscosidade também aumenta com o aumento do grau de desacetilação. Este facto deve-se à conformação das moléculas de quitosano com alto e baixo grau de desacetilação.

Desacetilação:

- A desacetilação parcial da quitina resulta na produção de quitosano, que é um policrido constituído por um copolímero de glucosamina e n-acetil glucosamina. O grau de desacetilação necessário para obter um produto solúvel deve ser superior a 80-85%.

Segurança:

- Atualmente, a quitosana é aprovada como aditivo alimentar na maioria dos países e está a ser considerada e aprovada como um polímero seguro para os seres humanos. A toxicidade oral do quitosano foi registada como sendo de 1g/kg de peso.

Vantagem do quitosano:
- Efeito antibacteriano muito forte
- Absorção de humidade elevada
- Polímero de ocorrência natural
- Toxicidade de forma livre e mais segura.
- Económico
- Elevada bio-compatibilidade
- Elevada biodegradabilidade

As outras vantagens do quitosano são,

- Melhora a dissolução de fármacos pouco solúveis,
- Tem propriedades cicatrizantes,
- Utilizado na formulação de matrizes de comprimidos de libertação controlada, géis, películas, emulsões e microesferas. A microesfera de quitosano tem sido amplamente investigada para utilização como sistema de libertação controlada para administração oral. Estas microesferas são produzidas, quer por um processo de emulsificação e ligação cruzada, quer pela utilização de complexação entre macromoléculas de carga oposta, glutaraldeído e microesfera de quitosano de ligação cruzada do fármaco. A eficiência da carga do fármaco aumentou acentuadamente com o aumento do teor de quitosano e quitina e o efeito de libertação sustentada foi reforçado com o aumento do teor de quitosano de 1%-5%. As microesferas contendo fármaco foram preparadas com diferentes pesos moleculares de quitosano, sendo a taxa de libertação sustentada do fármaco mais elevada.
- Nos últimos anos, o quitosano tem sido utilizado na nutrição e nos suplementos, especialmente como auxiliar na perda de peso e como agente redutor do colesterol.

Tabela 5.4.1. Propriedades químicas e propriedades biológicas do quitosano

S.N.	Propriedades químicas do quitosano	Propriedades biológicas do quitosano
1	Poliamina catiónica	Biocompatível
2	Elevada densidade de carga a pH <6,5	Polímero natural
3	Forma géis com polianiões	Biodegradável para os constituintes normais do corpo
4	Viscosidade, alta a baixa	Seguro e não tóxico
5	Quelatos de certos metais de transição	Hemostático, bacteriostático e fungistático
6	Amigável à modificação química	Espermicida
7	Grupos amino/hidroxilo reactivos	Anti-cancerígeno
8	Polielectrólito linear de elevado peso molecular	Anti-colesterémico
9	Adere a superfícies com carga negativa	Versátil por natureza

CAPÍTULO 6. PERFIL DO EXCIPIENTE

6.1. ÁLCOOL POLIVINÍLICO

(Kibbe.H.A., 2000.The Essential ofPharmaceutical Excipients, 2003)

Nomes não próprios

USP: Álcool polivinílico

Sinónimos

Airvol; Elvanol; Gohsenol; PVA; polímero de álcool vinílico

Nome químico e nome de registo CAS

Etanol, homopolímero; [9002-89-5]

Fórmula empírica

$(C\ H_{24}\ O)n$

Peso molecular

30 000 - 70 000

Categoria funcional

- Agente de revestimento; Lubrificante; Agente estabilizador; Agente de aumento de viscosidade.

APLICAÇÕES NA FORMULAÇÃO FARMACÊUTICA:

- O álcool polivinílico é utilizado principalmente em formulações farmacêuticas tópicas. (Emulsões (0,5%); formulações oftálmicas (0,25-3,00%); loções tópicas (2,5%))

- É utilizado como um agente estabilizador para emulsões (0,25-3,0% p/v).

- É utilizado como agente de aumento de viscosidade para formulações viscosas, tais como produtos oftálmicos.

- É utilizado em lágrimas artificiais e soluções para lentes de contacto para fins de lubrificação, em formulações de libertação sustentada para administração oral e em adesivos transdérmicos.

- Pode ser transformado em microesferas quando misturado com uma solução de glutaraldeído.

Descrição

- O álcool polivinílico apresenta-se como um pó granular inodoro, de cor branca a creme

Especificações Farmacopeicas:

pH   : 5.0-8.0

Perda na secagem	: 5.0%
Resíduo de ignição	: 2.0%
Substâncias insolúveis em água	: 0.1%
Ensaio	: 85.0-115.0%

PROPRIEDADES TÍPICAS

Ponto de fusão

228° C para os graus totalmente hidrolisados

180-190° C para as qualidades parcialmente hidrolisadas

Índice de refração

nD25 = 1,49-1,53

Solubilidade:

- Solúvel em água; insolúvel em solventes orgânicos. A dissolução requer a dispersão (humidificação) do sólido em água à temperatura ambiente, seguida de aquecimento da mistura até cerca de 90° C durante aproximadamente 5 minutos. A mistura deve ser continuada enquanto a solução aquecida é arrefecida até à temperatura ambiente.

Gravidade específica :   1,19-1,31 para o sólido a 25 C°

1,02 para solução aquosa a 10% p/v a 25 C°

Calor específico: 1,67J/g (0,4cal/g)

Estabilidade e condições de armazenamento:

- O álcool polivinílico é estável quando armazenado num recipiente hermeticamente fechado, num local fresco e seco. As soluções aquosas são estáveis em recipientes selados e resistentes à corrosão. Podem ser adicionados conservantes à solução se for necessário um armazenamento prolongado. O álcool polivinílico sofre uma degradação lenta a 100° C e uma degradação rápida a 200° ; é estável em caso de exposição à luz.

Método de fabrico:

- O álcool polivinílico é produzido através da hidrólise do acetato de polivinilo. A unidade de repetição do álcool vinílico não é utilizada como material de partida porque não pode ser obtida nas quantidades e pureza necessárias para efeitos de polimerização. A hidrólise processa-se rapidamente em metanol, etanol ou numa mistura de álcool e acetato de metilo, utilizando álcalis ou ácidos minerais como catalisadores.

Segurança:

- O álcool polivinílico é geralmente considerado um material não tóxico. Não é irritante para a pele e para os olhos em concentrações até 10%; concentrações até 7% são utilizadas em cosméticos.

- Estudos realizados em ratos mostraram que a solução aquosa de álcool polivinílico a 5% p/v injectada por via subcutânea pode causar anemia e infiltrar as laranjas e os tecidos.

LD50 (rato, oral) : 14,7 g/kg

LD50 (rato, oral) : 20 g/kg

CAPÍTULO 7

7.1. MATERIAIS E EQUIPAMENTOS UTILIZADOS

7.1.1. Materiais utilizados

Tabela 7.1.1. Materiais utilizados para a preparação de nanopartículas

S.NO	MATERIAIS	FONTE
1.	Repaglinida medicamento	Amostra de oferta
2.	PMMA	Sigma-Aldrich, Alemanha
3.	PLGA	Sigma-Aldrich, Alemanha
4.	Quitosano	Produtos do mar da Índia, Cochin
5.	Etilcelulose,	Sigma-Aldrich, Alemanha
6.	Di-hidrogenofosfato de potássio	S.D. Fine Chem Ltd., Mumbai
7.	Hidrogenofosfato dissódico	S.D. Fine Chem Ltd., Mumbai
8.	Hidróxido de sódio LR	S.D. Fine Chem Ltd., Mumbai
9.	Álcool polivinílico MW 30.000 - 70.000	Sigma-Aldrich, Alemanha
10.	Água destilada	CLRI, Chennai.
11.	Acetona	RFCL Ltd, Nova Deli.
12.	Diclorometano	Ranbaxy Fine chemicals Ltd, Nova Deli
13.	Ácido acético glacial	S.R.L,Mumbai
14.	Tritão X	Sd fine-Chem Ltd, Mumbai
15.	Glutaraldeído	Sd fine-Chem Ltd ,Mumbai
16.	Sacarose	Hi-media

7.1.2. Equipamento utilizado

Tabela 7.1.2. Equipamentos utilizados para a preparação de nanopartículas

S.N.	MODELO DE EQUIPAMENTO	EMPRESA
1.	Sonicador	Chemlabs.
2.	Secador por congelação	Operon.
3.	Microsfera de electrões de varrimento	JEOL JSM- 6400
4.	Centrifugadora	Instrumentos Remi
5.	Homogeneizador	Ultraturrex
6.	Espectrofotómetro UV Visível	Perker-Elmer.Alemanha
7.	Espectrómetro FT/IR	Avatac 320-FT IR.
8.	Análise termogravimétrica	TGA/SDTA851, Mettler, Suíça
9.	Balança digital	Sartorious Electrobalanço
10.	Difração de raios X	Siemens D500
11.	Agitador magnético	Equipamentos Remi
12.	Agitador Remi com controlo de velocidade variável	Remi Motor
13.	Filtro de membrana	Merck Ltd
14.	Membrana de diálise	Olá, media
15.	Calorímetro diferencial de varrimento	DSC-60,Shimadzu,Japão
16.	Analisador de tamanho de partículas	Malvern, Reino Unido

7.2. ESTUDOS DE PRÉ-FORMULAÇÃO

7.2.1. Método analítico para a estimativa do fármaco (método UV)

7.2.1. Método L

O método espetrofotométrico ultravioleta foi selecionado no presente estudo para a estimativa da repaglinida. A solução do fármaco [20ul/ml em tampão fosfato salino (PBS)] foi analisada entre os comprimentos de onda de 400-200nm. O comprimento de onda de 243nm foi selecionado e utilizado para a análise quantitativa posterior.

7.2.1.2. Preparação de tampão fosfato salino, pH 7,4 (Farmacopeia indiana, 1996)

Num balão volumétrico de 200 ml, introduziram-se 50 ml de solução 0,2 M de di-hidrogenofosfato de potássio. Adicionaram-se 39,1 ml de solução de hidróxido de sódio 0,2 M e o volume foi completado para 200 ml com cloreto de sódio a 0,9 %.

7.2.1.3. Gráfico padrão de repaglinida em tampão fosfato salino, pH7,4

Dissolveu-se uma quantidade pesada de repaglinida (25 mg) em acetona e o volume foi completado até 25 ml com PBS para obter uma concentração de 1000 mcg/ml. A partir desta solução-mãe, foram transferidos diferentes volumes para balões volumétricos de 10 ml e o volume foi completado até 10 ml com tampão fosfato salino, pH 7,4, para obter diferentes concentrações, de 10 a 100 mcg/ml. A absorvância foi medida a 243 nm contra um branco utilizando um espetrofotómetro UV. A experiência foi repetida em triplicado e a média das três leituras foi tomada para traçar a curva padrão.

7.2.2. Estudos de compatibilidade fármaco - excipiente

7.2.2.1. Espectroscopia de infravermelhos com transformada de Fourier

A espetroscopia de infravermelhos foi realizada utilizando um espetrofotómetro de infravermelhos Avatac 320-FT e o espetro foi registado na região de 4000-400 cm^{-1}. O procedimento consistiu em dispersar uma amostra (preparação de fármaco e nanopartículas poliméricas) em KBR (200-400 mg) e comprimi-la em discos aplicando uma pressão de 5 toneladas durante 5 minutos numa prensa hidráulica. O pellet foi colocado no caminho da luz e o espetro foi obtido.

7.2.2.2. Análise termogravimétrica

Foi efectuada uma análise termogravimétrica para estudar a estabilidade térmica do polímero (CN, EC, PLGA, PMMA), do fármaco (RP) e das nanopartículas de preparações fármaco-polímero. Os termogramas TGA foram obtidos utilizando um analisador termogravimétrico (TGA/SDTA851, Mettler, Suíça). A amostra de 5-10 mg foi pesada com precisão numa panela de alumínio. A medição foi realizada a uma taxa de aquecimento de 10°C/ min sob uma purga de azoto.

7.2.2.3. Calorimetria Exploratória Diferencial

A Calorimetria Exploratória Diferencial foi efectuada utilizando o DSC-60. Aproximadamente 2 mg de amostras foram pesadas com precisão em recipientes de alumínio para DSC e foram prensadas, seguindo-se o aquecimento sob fluxo de azoto (30 ml/min) a uma velocidade de varrimento de 5°C/min de 25°C a 200°C. O recipiente de alumínio contendo a mesma quantidade de índio foi utilizado como referência. O fluxo de calor em função da temperatura foi medido tanto para a mistura de fármaco como para a mistura de fármaco e excipientes.

7.2.2.4. Análises de difração de raios X

A análise de difração de raios X foi realizada no polímero (PMMA), no fármaco (Repaglinida) e nas nanopartículas poliméricas (Repaglinida-PMMA). Os padrões de difração do pó foram obtidos com um difratómetro Siemens D500 utilizando radiação Cu K a 35 kV.

7.3. DESENVOLVIMENTO DE FORMULAÇÕES

Método de evaporação de solventes (Catarnia Pinto Reis et al., 2006)

A evaporação do solvente envolve duas etapas. A primeira etapa requer a emulsificação da solução de polímero numa fase aquosa (ver Figura 7.3.1). Durante a segunda etapa, o solvente do polímero é evaporado, induzindo a precipitação do polímero sob a forma de nanoesferas. Uma solução orgânica de polímero contendo o fármaco dissolvido é dispersa em nanodrogas, utilizando um agente dispersante e homogeneização de alta energia [Tice et *al,* 1985], num meio não solvente ou de suspensão. O polímero precipita-se sob a forma de nanoesferas, nas quais o fármaco se encontra finamente disperso na rede da matriz polimérica. O solvente é subsequentemente evaporado através do aumento da temperatura sob pressão ou por agitação contínua (Soppimath et *al.,* 2001). O tamanho pode ser controlado ajustando a velocidade de agitação, o tipo e a quantidade de agente dispersante, a viscosidade das fases orgânica e aquosa e a temperatura [Tice et *al.,* 1985].

Embora possam ser utilizados diferentes tipos de emulsões, as emulsões óleo/água são de interesse porque utilizam a água como não-solvente; isto simplifica e melhora a economia do processo, porque elimina a necessidade de reciclagem, facilitando a etapa de lavagem e minimizando a aglomeração (Aftabrouchard et *al.,* 1992).

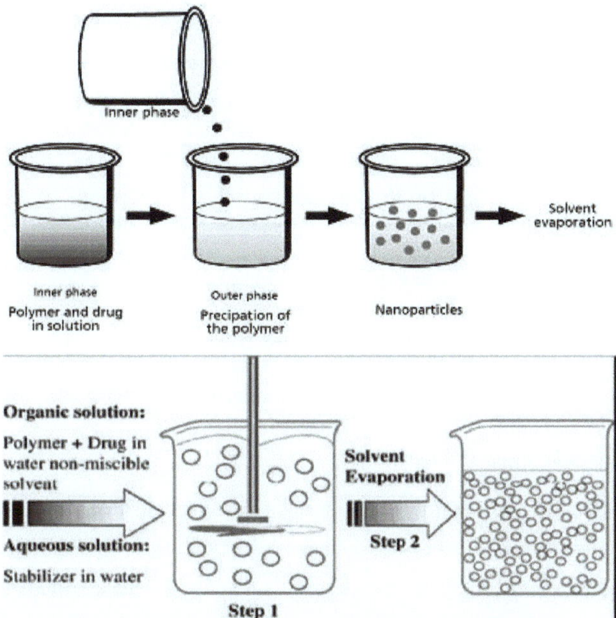

Figura.7.3.1. Emulsificação/evaporação de solventes

7.4. CARACTERIZAÇÃO DE NANOPARTÍCULAS POLIMÉRICAS:

7.4.1.*Separação da droga livre da droga incorporada (www.snjezana.stolnik@nottingham.ac.uk)*

As nanopartículas foram filtradas (filtros de 1 mm, Whatman, Japão) e, em seguida, submetidas a ultracentrifugação a 6000 rpm durante 15 minutos a 37° C. O sobrenadante que continha o fármaco livre dissolvido foi eliminado e o pellet liofilizado (Operon Freeze- drier) durante 24 h. O sobrenadante que continha o fármaco livre dissolvido foi eliminado e o pellet foi liofilizado (Operon Freeze- drier) durante 24 h. A recuperação das nanopartículas, que também é referida na literatura como rendimento das nanopartículas, foi calculada utilizando a Eq. (2). As determinações dos valores individuais e os seus valores médios são apresentados.

$$\text{Nanoparticle recovery (\%)} = \frac{\text{Mass of nanoparticles recovered}}{\substack{\text{Mass of polymeric nanoparticles,}\\ \text{drug and any formulation}\\ \text{excipient used in formulation}}} \times 100 \quad \text{---- Eq (2)}$$

7.4.2.*Determinação da eficácia da incorporação do medicamento: (www.snjezana.stolnik@nottingham.ac.uk)*

As nanopartículas liofilizadas foram dissolvidas num solvente respeitado (50 ml) (um solvente comum para o polímero e o fármaco). A repaglinida e o polímero (PLGA, PMMA, CN, EC) na solução foram medidos por espetroscopia ultra-violeta a 243 nm, respetivamente (Espectrofotómetro

Perker-Elmer). A eficiência da incorporação do fármaco foi expressa como teor de fármaco (% p/p), também referido como carga de fármaco na literatura, e aprisionamento do fármaco (%); representado pelas Eqs. (3) e (4), respetivamente. São apresentados os valores individuais para duas determinações em duplicado e os respectivos valores médios.

$$\text{Drug Content (\% w/w)} = \frac{\text{Mass of drug in nanoparticles}}{\text{Mass of nanoparticles recovered}} \times 100 \text{ ------ Eq (3)}$$

$$\text{Drug Entrapment (\%)} = \frac{\text{Mass of drug in nanoparticles}}{\text{Mass of drug used in formulation}} \times 100 \text{ ------Eq (4)}$$

7.4.3. *Análise do tamanho das partículas:*

O tamanho das partículas foi determinado pelo analisador de tamanho de partículas Malvenrn (Malvern, Reino Unido). Nesta análise do tamanho das partículas, as nanopartículas poliméricas foram primeiro suspensas em 100 ml de água destilada e sujeitas a sonicação durante 30 segundos e a mistura em vórtice durante 10 segundos antes da análise.

7.4.4. *Microscopia eletrónica de varrimento:*

A forma e a morfologia da superfície das nanopartículas poliméricas foram examinadas utilizando a Microscopia Eletrónica de Varrimento (SEM) (JSM -T20. Tóquio, Japão). Uma amostra adequada de nanopartículas poliméricas foi montada em suportes metálicos, utilizando fitas adesivas de dupla face. As amostras foram revestidas a ouro e observadas quanto à morfologia, com uma tensão de aceleração de 15 KV.

7.4.5. *Estudo de libertação in vitro*

Para a libertação *in vitro*, as nanopartículas poliméricas pesadas foram suspensas em 2 ml de tampão fosfato salino pH 7,4 e colocadas em tubos de diálise Sigma. O tubo contendo a dispersão das nanopartículas poliméricas foi então introduzido num copo de 200 ml contendo 100 ml de meio de libertação (tampão fosfato pH 7,4), que foi agitado a 400±20 rpm com um agitador magnético. A libertação do fármaco foi avaliada por amostragem intermitente do meio recetor (5 ml) em intervalos de tempo pré-determinados, sempre que os 5 ml de tampão fosfato salino fresco pH 7,4 eram substituídos. A quantidade de repaglinida libertada na solução tampão foi quantificada por um espetrofotómetro UV a 243 nm.

7.4.6. **Avaliação da cinética de libertação** *in vitro* (Mukesh et al., 2000; Go ran Frenning et al., 2000; Torrado et al.,1996; Korsmeyer., (1985)

Para estudar a cinética de libertação, os dados obtidos a partir da libertação *in vitro* foram representados em vários modelos cinéticos.

a) Equação de ordem zero

O gráfico foi traçado como % de fármaco libertado Vs tempo em dias.

$$C = K_o\, t$$

Onde, K_O - Constante de velocidade de ordem zero em conc/tempo

T - tempo em dias.

O gráfico produziria uma linha reta com um declive igual a K_O e interceptaria a origem do eixo.

b) Equação de primeira ordem

O gráfico foi traçado como % cumulativa logarítmica de fármaco remanescente Vs tempo em dia.

Log C = log C_O - Kt / 2.303

Onde, C_O - Concentração inicial do fármaco.

K - Constante de primeira ordem.

t - tempo.

C) Cinética de Higuchi

O gráfico foi traçado como percentagem cumulativa de fármaco libertado Vs raiz quadrada do tempo

$$Q = Kt^{1/2}$$

Onde, K-Constante que reflecte a variável de conceção do sistema. (Constante da taxa diferencial)

Tempo T em dias.

Se o gráfico apresentar uma linha reta e o declive for um, considera-se que a forma de dosagem específica segue a cinética de Higuchi de libertação do fármaco.

d) Equação de erosão de Hixson crowell

Para avaliar a libertação do fármaco com alterações na área de superfície e no diâmetro das partículas, os dados foram representados utilizando a equação da taxa de Hixson Crowell. O gráfico foi representado pela raiz cúbica de % de fármaco remanescente Vs tempo em dias.

$$Q_o{}^{1/3} - Q_t{}^{1/3} = K_{HC}\, X\, t$$

Onde, Q_t - Quantidade de fármaco libertada no tempo t.

Q_o - Quantidade **inicial** de medicamento

K_{HC} - Constante de velocidade da equação de Hixson Crowell.

e) Equação de Korsmeyer-Peppas

Para avaliar o mecanismo de libertação do fármaco, este foi posteriormente representado na equação de Peppas como a % cumulativa do fármaco libertado em função do tempo.

$$M_t / M\alpha = Kt^n$$

$$\log M_t / M\alpha = \log K + n \log t$$

Em que $M_t / M\alpha$-fração do fármaco libertado no tempo t

t- tempo de libertação

Constante cinética K

(incorporando as caraterísticas estruturais e geométricas da preparação)

expoente n-difusional indicativo do mecanismo de libertação do fármaco.

Se o valor de n for igual ou inferior a 0,5, o mecanismo de libertação segue a "difusão Fickiana" e valores mais elevados de 0,5<n<1 para a transferência de massa seguem um modelo não fickiano (transporte anómalo). A libertação do fármaco segue a libertação de fármaco de ordem zero e o transporte de cascateamento se o valor de n for 1. Para os valores de n superiores a 1, o mecanismo de libertação do fármaco é considerado como transporte de super cascateamento. Este modelo é utilizado para analisar a libertação de formas de dosagem poliméricas farmacêuticas quando o mecanismo de libertação não é conhecido ou quando está envolvido mais do que um tipo de fenómeno de libertação. O valor n pode ser obtido a partir da inclinação do gráfico da % cumulativa logarítmica do fármaco libertado em relação ao tempo logarítmico.

7.5. Avaliação *in vivo*

7.5.1. Ensaios Pré-Clínicos:

Espécies   Ratos albinos Wister (Rattus norvegicus)

Idade/peso   :   3 meses, 120-200 gms.

Género   :   Homem

NÚMERO DE APROVAÇÃO IAEC N.º 03/003/08.

Os animais foram adquiridos no biotério do Central Leather Research Institute, em Adyar. Durante todo o período experimental, os animais foram alojados em gaiolas de polipropileno espaçosas, à temperatura ambiente (24 ± 2 °C); humidade relativa (60-70%) e expostos a um ciclo de 12:12 h de luz: escuridão. A comida e a água estavam disponíveis adlibitum. As experiências e o seu intervalo foram concebidos de acordo com o método fornecido pela Organização para a Cooperação e Desenvolvimento Económico (OCDE).

7.5.2. Estudos de toxicidade:

Os animais foram divididos em quatro grupos e foi seguido o seguinte regime de tratamento.

Grupo I :   tratado como controlo; recebeu solução salina normal por via oral.

Grupo II: Tratados como no teste, receberam a primeira dose de 1mg/kg de peso corporal por via oral da formulação de Rp-PMMA

Grupo III: Tratados como no teste, receberam a segunda dose de 2mg/kg de peso corporal por via oral da formulação Rg-PMMA.

Grupo IV: Tratados como no ensaio, receberam a terceira dose de 5mg/kg de peso corporal por via oral da formulação Rg-PMMA

A formulação de nanopartículas foi administrada por via oral durante 15 dias e os animais foram observados quanto a alterações comportamentais, alterações no peso corporal e mortalidade durante todo o período de estudo. Duas semanas após a administração, no último dia, o sangue foi obtido do seio retro-orbital e utilizado para estudos hematológicos e bioquímicos. Finalmente, os animais foram sacrificados e os tecidos orgânicos do coração, do fígado, do baço e dos rins foram recolhidos e fixados em formalina a 10% e sujeitos a um exame histopatológico posterior. Os tecidos das amostras de órgãos foram embebidos em blocos de parafina, depois cortados e colocados em lâminas de vidro. Após a coloração histológica, as lâminas foram observadas e as fotografias foram tiradas com um microscópio tópico, sendo a identidade e a análise das lâminas patológicas cegas para o patologista.

CAPÍTULO 8. Resultados e discussões

8.1. Estudos de pré-formulação de medicamentos e excipientes:

O ensaio de pré-formulação é o primeiro passo para o desenvolvimento racional de formas de dosagem de substâncias medicamentosas. Pode ser definido como "investigação das propriedades físicas e químicas da substância medicamentosa isolada e com excipientes". Estes estudos devem centrar-se nas propriedades físico-químicas do novo composto que possam afetar o desempenho do medicamento e o desenvolvimento de uma forma de dosagem eficaz. O objetivo geral dos ensaios de pré-formulação é gerar informação útil para o formulador no desenvolvimento de formas de dosagem estáveis e biodisponíveis que possam ser produzidas em massa. Obviamente, o tipo de informação necessária dependerá da forma de dosagem a ser desenvolvida. Assim, os objectivos do estudo são

1. Para preparar nanopartículas poliméricas

2. Determinar as caraterísticas físicas

3. Para estabelecer a sua compatibilidade com o excipiente

4. Para determinar as caraterísticas de libertação do fármaco

8.1.1. Método analítico:

O método espetrofotométrico ultravioleta foi utilizado para analisar a repaglinida no comprimento de onda de 243 nm. O gráfico padrão da repaglinida foi preparado em tampão fosfato salino, pH 7,4 (Tabela 8.1.1 e Fig. 8.1.1). A repaglinida mostrou uma boa linearidade em todos os sistemas de solução na gama de concentração de 5-30 mcgg/ml.

Tabela.8.1.1. Dados do gráfico padrão da repaglinida a pH 7,4 Tampão fosfato

Concentração mcg/ml	Absorvância a 243nm
5	0.203
10	0.370
15	0.529
20	0.693
25	0.840
30	0.990

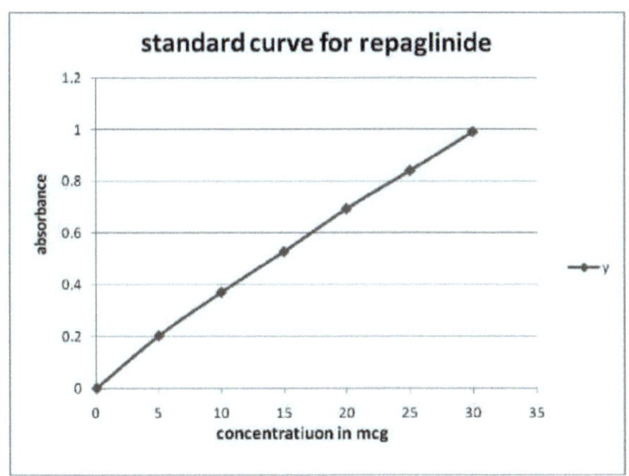

Fig.8.1.1. Gráfico padrão da repaglinida em tampão fosfato pH 7,4

8.1.2. Estudos de compatibilidade fármaco-excipiente

8.1.2.1 Espectroscopia de infravermelhos FT

A conceção e a formulação adequadas de uma forma de dosagem requerem a consideração das caraterísticas físicas, químicas e biológicas de todas as substâncias medicamentosas e excipientes utilizados no fabrico do produto final. A formulação bem sucedida de uma forma ou preparação de dosagem sólida estável e eficaz depende da seleção cuidadosa do polímero e dos excipientes que são adicionados à formulação. O fármaco, o polímero e os excipientes devem ser compatíveis entre si para produzir um produto que seja estável, eficaz, fácil de administrar e seguro. A espetroscopia FT-IR e a DSC estudaram a possível interação entre o fármaco e o veículo.

Foi efectuada uma análise espectroscópica no infravermelho FT para o fármaco isolado e em combinação com o polímero. Se não houver alterações nos picos da mistura de fármaco e polímero quando comparada com o fármaco puro, isso indica a ausência de interação.

Os principais picos de FT-IR da repaglinida pura e das misturas repaglinida-polímero (PMMA, PLGA, CN, EC) são apresentados na **Tabela 8.1.2.1a, 8.1.2.1b, 8.1.2.1c, 8.1.2.1d** e nas **Figs. 8.1.2.1, 8.1.2.1a, 8.1.2.1b, 8.1.2.1c, 8.1.2.1d**. Não foram observadas alterações consideráveis nos picos de IV do fármaco quando misturado com um polímero, o que indica a ausência de qualquer incompatibilidade química entre o fármaco e os excipientes.

De acordo com a recuperação das nanopartículas, a carga do fármaco, a eficiência de aprisionamento do fármaco, a libertação *in vitro* e a relação FT-IR 1:4 de Rg-PMMA foi a melhor preparação. DSC, TGA, estudo de difração de raios X e estudo toxicológico foram realizados na proporção de 1:4 de Rg-PMMA.

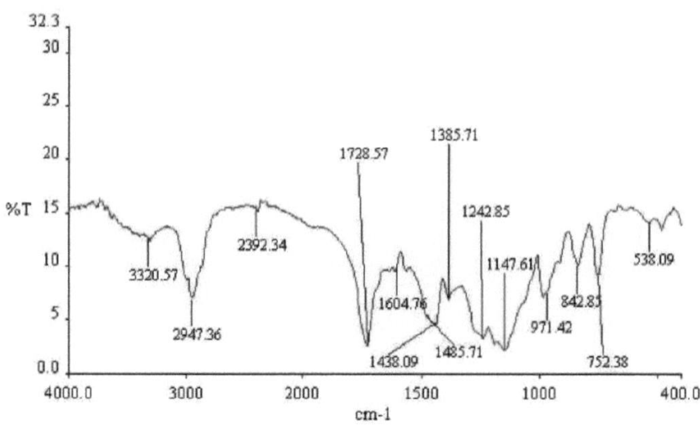

Fig 8.1.2.1 FTIR da repaglinida

Tabela 8.1.2.L Picos IR principais do fármaco puro e da mistura fármaco-polímero

8.1.2.1a.Preparação de Rg-PMMA		
Amostras	Composição	Picos principais (números de onda, cm1)
A	Rg	3320.57, 2947.36, 1728.57, 1604.76, 1438.09, 1385.71, 1147.61.
B	Rg-PMMA	3416.26, 2937.79, 1719.04, 1609.52, 1452.38, 1385.71, 1149.45.

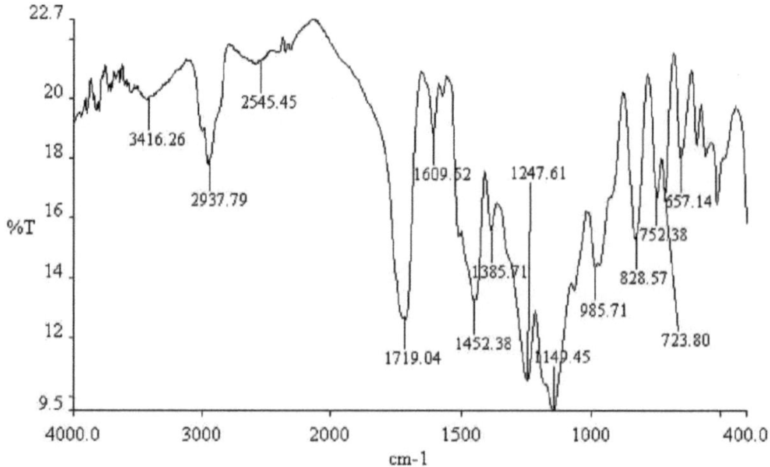

Fig 8.1.2.1a.FTIR de Repaglinida+ PMMA

Amostras	Composição	Picos principais (números de onda, cm)[1]
A	Rg	3320.57, 2947.36, 2392.34, 1728.57, 1604.76, 1438.09, 1485.09, 1385.71, 1242.85.
B	Rg-PLGA	3311.00, 2937.79, 2583.73, 1757.1, 1604.76, 1447.61, 1490.47, 1385.71, 1247.61.

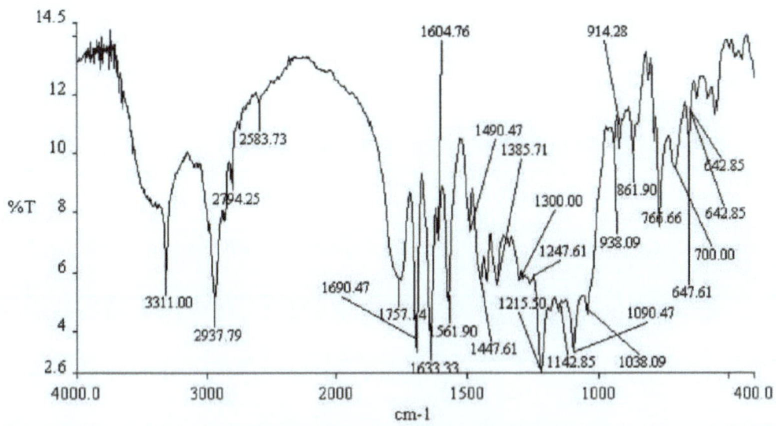

Fig 8.1.2.1b. FTIR de Repaglinida +PLGA

Amostras	Composição	Picos principais (números de onda, cm)[1]
A	Rg	3320.57, 2947.36, 2392.34, 1728.57, 1604.76, 1438.09, 1385.71.
B	Rg-CN	3301.43, 2937.79, 2583.73, 1685.71, 1628.57, 1438.09, 1380.95.

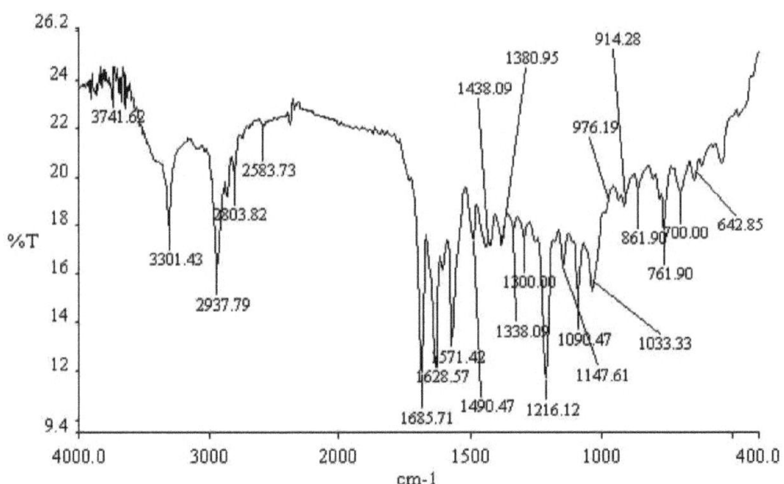

Fig 8.1.2.1c.FTIR de Repaglinida+CN

Amostras	Composição	Picos principais (números de onda, cm)[1]
8.1.2.1d.Preparação Rg-EC		
A	Rg	3320.57, 2947.36, 1728.57, 1604.76, 1432.09, 1385.71,
B	Rg-EC	3320.57, 2918.66, 1685.71, 1576.19, 1442.85, 1380.95.

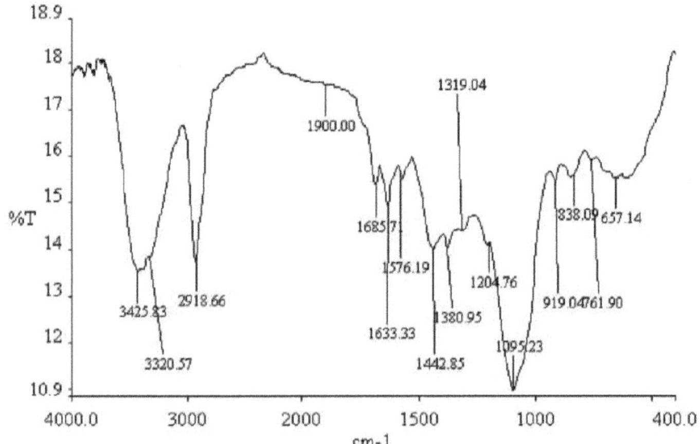

Fig 8.1.2.1d. FTIR de Repaglinida+EC

8.1.2.2. Análise térmica

A DSC e a TGA são úteis na investigação das interações sólido-estado. Os termogramas são gerados para o fármaco puro e para as misturas do fármaco com o polímero e outros excipientes. Se não houver alteração nos picos da mistura de fármaco e polímero quando comparada com o fármaco puro, isso indica a ausência de interação. Se a interação ocorrer, tal é indicado no termograma de uma mistura por uma mudança nos valores da endotérmica de fusão do medicamento puro.

8.1.2.2. a. Calorimetria Exploratória Diferencial (DSC)

As termografias DSC da repaglinida pura e da repaglinida- PMMA (1:4) são apresentadas na Tabela **8.1.2.2.a** e na Fig **8.1.2.2.I**, **8.1.2.2.II**. O fármaco puro apresentou uma endotérmica acentuada a 135,5°C correspondente ao seu ponto de fusão/temperatura de transição. Não se registou uma alteração apreciável nas endotermas de fusão da mistura física (Repaglinida+PMMA) em comparação com o medicamento puro. Esta ligeira diminuição da temperatura de fusão pode dever-se a pequenas alterações físicas e morfológicas que ocorrem no polímero após o carregamento do fármaco (Sunil A et al., 2006). Esta observação apoia ainda os resultados da espetroscopia de infravermelhos, que indicam a ausência de quaisquer interações entre o fármaco e os aditivos utilizados na preparação.

Tabela. 8.1.2.2.a Termogramas DSC da Repaglinida pura e da mistura Repaglinida-PMMA (1:4)

Amostra	Composição	Ponto de fusão (°C)
A	Medicamentos	135.5°C
B	Medicamento-PMMA	129.13

Fluxo de calor (W/g) TA Instruments   Temperatura (°C)   Universal V4.4A

Ficheiro: E:\bio org\lrg.001

Operador: ranjani

Data de execução: 09Jan2009 11:34

Instrumento: DSC Q200 V23.10 Build 79

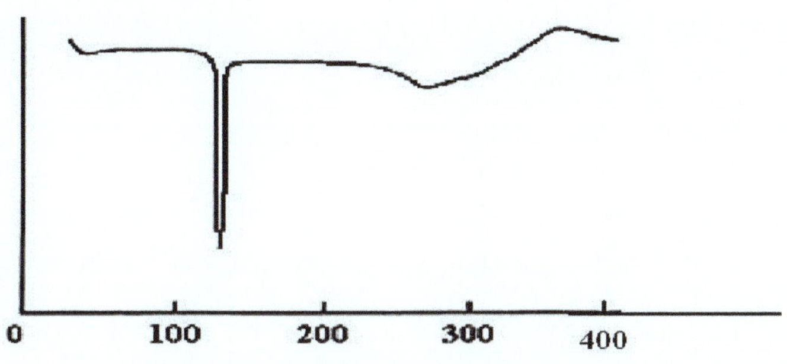

Fig. 8.1.2.2.I DSC da repaglinida pura

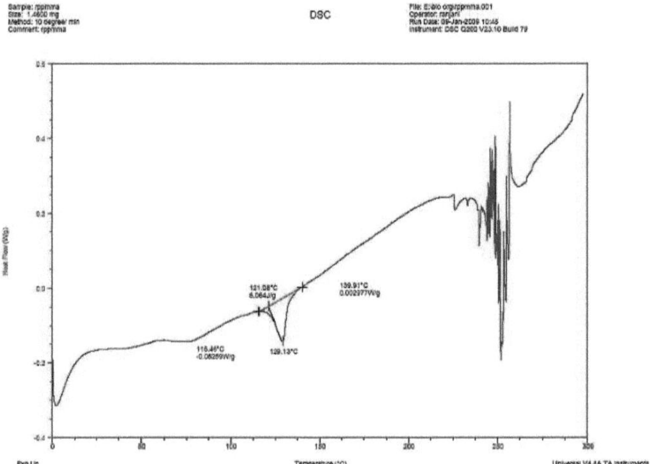

Fig. 8.1.2.2.II. DSC de Repaglinida-PMMA (1:4)

8.1.2.2. b. Análise termogravimétrica:

Os termogramas TGA da repaglinida pura e da repaglinida- PMMA (1:4) são apresentados nas Fig. **8.1.2.2.bI e 8.1.2.2.bII**. Não se registou qualquer alteração apreciável nos picos da mistura física (Repaglinida+PMMA) em comparação com o medicamento puro. Esta ligeira diminuição da temperatura de fusão pode dever-se a pequenas alterações físicas e morfológicas que ocorrem no polímero após o carregamento do fármaco (Sunil A et al., 2006). Esta observação confirmou ainda a ausência de interação entre o fármaco, o polímero e os excipientes nas nanopartículas poliméricas carregadas com fármaco.

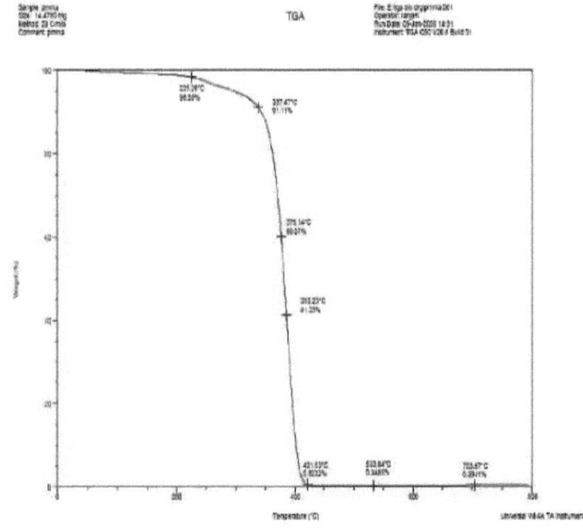

Fig8.1.2.2.bI. TGA da repaglinida

68

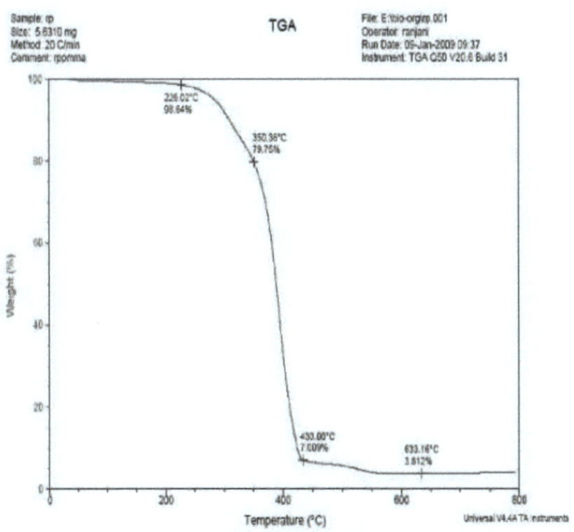

Fig8.1.2.2.BII. TGA da repaglinida-PMMA(1:4)

8.1.2.3. Análise de difração de raios X a baixo ângulo (LXRD):

Os espectros LXRD registados para a repaglinida pura e para as nanopartículas poliméricas carregadas com repaglinida são apresentados nas Fig. **8.1.2.3a** e **8.1.2.3b**. Estes estudos são úteis para investigar a natureza amorfa do fármaco e a cristalinidade do polímero nas nanopartículas poliméricas.

O LXRD das amostras de repaglinida mostra que os picos amorfos caraterísticos foram observados nos espectros de raios X. Os picos amorfos caraterísticos da repaglinida não foram observados nas nanopartículas poliméricas carregadas com repaglinida. Foram observados picos de cristalinidade no polímero, porque o PMMA é cristalino por natureza.

Tendo em conta os resultados de LXRD mencionados acima, acredita-se que a repaglinida foi encapsulada no interior do polímero PMMA. Isto indica que o fármaco foi disperso a nível molecular na matriz polimérica e, por conseguinte, foram encontrados cristais nas matrizes carregadas com o fármaco.

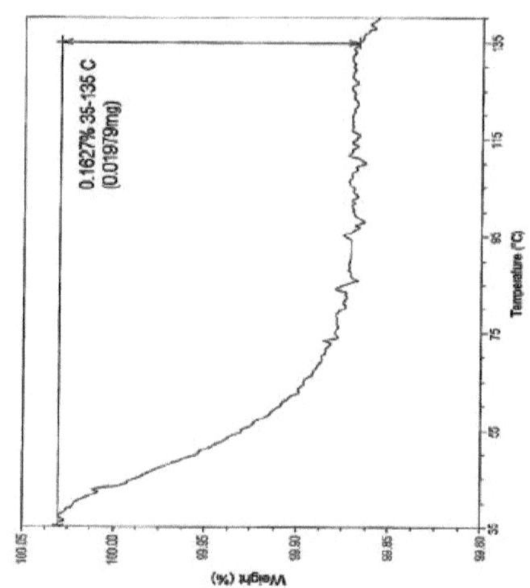

8.1.2.3 a. LXRD da repaglinida pura

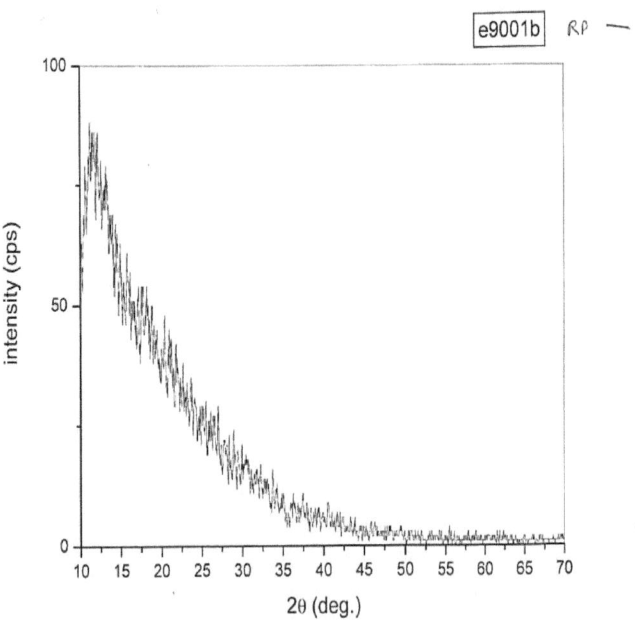

8.1.2.3b. LXRD da mistura Repaglinida-PMMA (1:4)

8.2. FORMAÇÃO DE NANOPARTÍCULAS POLIMÉRICAS:

As nanopartículas poliméricas foram preparadas pelo método de evaporação de solventes com três proporções diferentes de polímeros. O método de evaporação por solvente foi fácil de preparar, etc., quando comparado com outras técnicas. Uma suspensão de polímero (PMMA, PLGA, CN, EC) e fármaco (Rg) num solvente adequado forma a fase orgânica. Esta fase orgânica foi vertida numa fase aquosa que continha PVA (agente estabilizador), triton X (tensioativo), glutaraldeído (agente de ligação cruzada) e sacarose (crioprotector). Os solventes utilizados nestas preparações dividiram-se rapidamente na fase aquosa externa e o polímero precipitou em torno do fármaco. A evaporação subsequente do solvente aprisionado levou à formação de nanopartículas poliméricas, ou seja, o polímero revestido ou coberto à volta do fármaco moldado deu origem a nanopartículas poliméricas de forma esférica. (Sunil K.Jain et al., 2005).

As nanopartículas poliméricas foram preparadas com três proporções diferentes de quatro polímeros diferentes. As três proporções diferentes foram 1:2, 1:3, 1:4 e os quatro polímeros diferentes foram PMMA, PLGA, CN, EC. O medicamento com quatro combinações diferentes de polímeros foi considerado como preparação individual. Podem ser designadas por

1. Rg-PMMA - Repaglinida - Polimetacrilato de metilo

2. Rg-PLGA - Repaglinida - Poli (Ácido *Láctico-Co-Glicólico*)

3. Rg-CN - Repaglinida-Chitosano

4. Rg-EC - Repaglinida-Etilcelulose

De acordo com as caraterísticas de solubilidade do fármaco e do polímero, o solvente foi alterado para quatro preparações diferentes (Tabela 8.2a).

Tabela. 8.2a Composição da preparação de nanopartículas poliméricas

Preparação	Fase orgânica	Fase aquosa
Rg-PMMA	Fármaco(Rg), PMMA, Dicloro Metano	PVA,
Rg-PLGA	Fármaco(Rg), PLGA, Dicloro Metano	Tritão X,
Rg-CN	Fármaco(Rg), CN, Acetona, Ácido acético a 2%	Sacarose,
Rg-EC	Fármaco(Rg), CE, Acetona	Gluteraldeído, Água.

Com base na recuperação de nanopartículas e na eficiência de aprisionamento do fármaco entre os três rácios diferentes, o rácio 1:4 foi o melhor rácio para um estudo mais aprofundado. Embora os rácios 1:2 e 1:3 tenham conduzido a um teor de fármaco relativamente elevado de 58-66% no rácio 1:2 e 72-83% no rácio 1:3 do que no rácio 1:4 (apresentado na Tabela 8.2b).

Esta proporção não foi selecionada para estudos posteriores devido a um baixo aprisionamento do fármaco, o que implicou um elevado desperdício de fármaco durante o procedimento de preparação (Tabela 8.2c) e uma recuperação de nanopartículas de apenas 53-66% na proporção 1:2 e 72-83% na proporção 1:3, o que mostrou uma menor recuperação quando comparada com a proporção 1:4.

Tabela. 8.2b Efeito da percentagem de recuperação de nanopartículas, teor de fármaco e aprisionamento de fármaco para três rácios (1:2,1:3,1:4)

Preparaç ão fármaco-polímero	1:2 Recuperaçã o de nanopartícu las %	1:3 Conteúdo do medicame nto %	Aprisioname nto de drogas %	1:4 Recuperaç ão de nano partículas %	Conteúdo do medicame nto %	Aprisioname nto de drogas %	Recuperaç ão de nano partículas %	Conteúdo do medicame nto %	Aprisioname nto de drogas %
Rg-PMMA	66.22	12.41	65.8	82.80	10.99	82.0	92.64	9.75	90.4
Rg-PLGA	60.35	12.38	59.8	82.00	10.02	74.0	91.30	8.43	77.0
Rg-CN	64.43	12.33	63.6	73.42	12.10	80.2	86.40	11.22	97.0
Rg-EC	53.00	13.86	58.8	82.44	10.51	78.0	92.20	9.30	86.0

Tabela. 8.2c Efeito da percentagem de aprisionamento do fármaco e do desperdício de fármaco

Drug–polymer preparation	1:2 Drug entrapment %	Drug wastage %	1:3 Drug entrapment %	Drug wastage %	1:4 Drug entrapment %	Drug wastage %
Rg-PMMA	65.8	34.2	82.0	18.0	90.4	09.6
Rg-PLGA	59.8	40.2	74.0	26.0	77.0	23.0
Rg-CN	63.6	36.4	80.2	19.8	97.0	03.0
Rg-EC	58.8	41.2	78.0	22.0	86.0	14.0

A proporção selecionada de 1:4 de quatro nanopartículas poliméricas diferentes foi preparada em três momentos consecutivos, o que demonstrou uma elevada eficiência de aprisionamento e recuperação das nanopartículas. Por conseguinte, reduz o desperdício de fármaco durante o processo de preparação. É apresentado na Tabela. 8.2d

Tabela.8.2d Efeito da percentagem de recuperação de nanopartículas, teor de fármaco e aprisionamento de fármaco para a relação 1:4

Preparaçã o fármaco-polímero	Rácio 1:4 FI Recuperação de nanopartícula s	FII Conteúdo do medicament o %	Aprisionament o de drogas %	FIII Recuperaçã o de nano partículas %	Conteúdo do medicament o %	Aprisionament o de drogas %	Recuperação de nanopartícula s	Conteúdo do medicament o %	Aprisionament o de drogas %

Rg-PMMA	92.64	9.75	90.4	92.78	9.80	91.80	92.58	9.69	89.8
Rg-PLGA	91.3	8.43	77.0	91.44	8.57	78.40	91.62	8.70	80.2
Rg-CN	86.4	11.22	97.0	93.36	10.45	97.60	93.12	10.22	95.2
Rg-EC	92.2	9.30	86.0	92.16	9.28	85.60	92.30	10.8	87.0

8.3. CARACTERIZAÇÃO DE NANOPARTÍCULAS POLIMÉRICAS:

8.3.1. Efeito do teor de fármaco e do aprisionamento do fármaco:

A percentagem de eficiência de aprisionamento foi variada através da variação das caraterísticas do polímero, do fármaco, do tensioativo, do agente de ligação cruzada, etc. A elevada eficiência de aprisionamento deveu-se à elevada afinidade entre o fármaco e o polímero no mesmo solvente (solvente orgânico ou solvente aquoso). A baixa eficiência de aprisionamento deveu-se à elevada afinidade do fármaco e do polímero em diferentes solventes (fármaco em solvente orgânico e polímero num solvente aquoso e vice-versa) durante a preparação das nanopartículas.

Nas quatro preparações diferentes de nanopartículas poliméricas (Rg-PMMA, Rg-PLGA, Rg- CN, Rg-EC), o fármaco e o polímero foram dissolvidos na mesma fase, ou seja, na fase orgânica. Por conseguinte, não houve qualquer hipótese de difusão do fármaco para fora do polímero. A percentagem de aprisionamento do fármaco repaglinida em todas as formulações foi considerada boa 1:2, 1:3, 1:4 em todos os níveis de carga de fármaco. Acredita-se que a elevada eficiência de aprisionamento da repaglinida se deve à sua fraca solubilidade aquosa (Sunil K jain et al.,)

O teor de carga do fármaco e a eficiência da encapsulação foram principalmente afectados pelas proporções polímero/fármaco. A eficiência do encapsulamento aumentou com o aumento do rácio polímero/fármaco. Esta maior eficiência de encapsulamento pode dever-se à maior proporção de polímero em relação à quantidade de fármaco (Dongming et al., 2007). Com base no conceito acima, a razão 1:4 mostrou uma eficiência de encapsulamento mais elevada do que as razões 1:2 e 1:3 (Tabela 8.2b).

O rácio 1:4 indica um baixo desperdício de fármaco de 10-20% durante a preparação da nanopartícula e seria necessária uma pequena quantidade de veículo para obter uma quantidade suficiente de fármaco num local alvo. Mas os rácios 1:2 e 1:3 indicam um desperdício elevado de fármaco de 40-50% no rácio 1:2 e de 20-30% no rácio 1:3 durante a preparação, e seria necessária uma grande quantidade de veículo para obter uma quantidade suficiente de fármaco num local alvo (Thirumala Govender et al., 1999).

Os investigadores (Niwa et al.,) atribuíram a diminuição do aprisionamento do fármaco com o aumento das cargas teóricas de fármaco a uma maior fuga de fármaco para a fase aquosa (se o fármaco for solúvel em água) ou para a fase orgânica (se o fármaco for insolúvel em água) com cargas elevadas. A diminuição do aprisionamento do fármaco com o aumento da carga teórica de fármaco no presente estudo pode dever-se a uma diminuição correspondente da recuperação das nanopartículas (Tabela 8.2d). Este facto conduziria também a uma maior perda de fármaco. Em comparação com os rácios 1:3 e 1:4, o rácio 1:2 apresentou um elevado teor de fármaco.

O aumento do teor de fármaco nas partículas influencia os perfis de libertação absoluta, de tal forma que tanto a quantidade cumulativa de fármaco libertado em qualquer momento como o período de indução aumentam. O aumento do teor de fármaco aumentou a quantidade de fármaco perto da superfície, o que é responsável por um aumento da libertação inicial. O aumento do fármaco no núcleo das nanopartículas é responsável por um aumento da libertação do fármaco a partir do polímero (Avinash et al.,)

Embora o rácio 1:2 tenha conduzido a um teor de fármaco relativamente mais elevado (12-13% p/p) do que os rácios 1:3 (1012%) e 1:4 (8-11%) para as quatro preparações de nanopartículas poliméricas, esta formulação não foi selecionada para um estudo mais aprofundado devido a um baixo aprisionamento do fármaco (65%), a um aumento da explosão inicial e a um aumento do período de indução. Por conseguinte, a proporção 1:4 foi selecionada como a melhor proporção com base nas caraterísticas de baixo teor de fármaco. Na proporção de 1:4, foram utilizados quatro polímeros diferentes, que foram preparados três vezes consecutivas. A preparação de Rg-PMMA apresentou um teor de fármaco de 9,75% p/p, 90,4% de aprisionamento do fármaco e 92,64% de recuperação das nanopartículas. A preparação Rg-PLGA apresentou um teor de fármaco de 8,43%, um aprisionamento de fármaco de 77% e uma recuperação de nanopartículas de 91,3%. Estes dois polímeros eram polímeros sintéticos. Entre os dois polímeros, o Rg-PLGA foi a melhor formulação, que mostrou um maior aprisionamento do fármaco e recuperação das nanopartículas em comparação com o Rg-PLGA.

A preparação Rg-CN apresentou 11,22% de teor de fármaco, 97% de eficiência de aprisionamento e 86,4% de recuperação de nanopartículas. A preparação Rg-EC apresentou 9,3% de teor de fármaco, 86% de aprisionamento de fármaco e 92,2% de recuperação de nanopartículas. Estes dois polímeros são polímeros naturais. Entre os dois polímeros, o Rp-CN foi a melhor formulação

Assim, os estudos posteriores, tais como SEM, DSC, TGA, PSA, FTIR e libertação *in vitro*, foram realizados apenas na proporção de 1:4 de quatro preparações diferentes de nanopartículas poliméricas.

8.3.2. Caracterização morfológica de nanopartículas poliméricas:

A **Fig. 8.3.2** mostra a morfologia das nanopartículas poliméricas com diferentes polímeros (polímeros naturais - CE, CN; polímeros sintéticos - PMMA, PLGA) numa relação polímero/fármaco de 4:1. A superfície das nanopartículas depende de (1) Uma solução saturada de polímero produziu nanopartículas lisas e de elevado rendimento. O polímero não dissolvido produziu partículas irregulares e em forma de bastão. (2) A taxa de difusão do solvente é demasiado rápida e o solvente pode difundir-se na fase aquosa antes de se desenvolverem ou formarem nanopartículas estáveis, causando a agregação da preparação de nanopartículas.

Entre os quatro polímeros, o PLGA e o quitosano possuíam caraterísticas pouco solúveis. Houve menos hipóteses de formação de nanopartículas lisas e de elevado rendimento utilizando os dois polímeros acima referidos. Uma parte da solução do polímero EC agregou-se numa estrutura semelhante a uma fibra, à medida que solidificava antes de formar nanopartículas. Entre os três solventes (DCM, ácido acético a 2% e acetona), a acetona difundiu-se rapidamente da fase orgânica para a fase aquosa, onde a etilcelulose dissolvida em acetona solidificou como agregados semelhantes a fibras. Mostrou uma forma esférica suave devido à taxa de difusão mais rápida do solvente (**Fig. 8.3.2c**). Assim, na preparação Rg-EC, as imagens SEM mostram uma estrutura semelhante a uma fibra.

Embora as preparações de quitosano possuam propriedades pouco solúveis, a adição de 2% de ácido acético à acetona na preparação de CN reduz a taxa de difusão rápida. Esta condição é adequada para a formação de nanopartículas de forma esférica (**Fig. 8.3.2b**). Devido à solubilidade e à taxa de difusão entre os polímeros naturais, a preparação Rg-CN apresentou um bom aspeto esférico. A preparação de Rg-PMMA tinha um aspeto esférico liso (**Fig. 8.3.2d**). Mas a preparação de PLGA apresentou um aspeto esférico relativamente suave devido a uma taxa de difusão mais rápida e a uma propriedade pouco solúvel (**Fig. 8.3.2a**). Devido às duas razões de solubilidade e taxa de difusão entre os polímeros sintéticos, a preparação de Rg-PMMA apresentou um bom aspeto esférico.

Fig 8.3.2. Microscopia eletrónica de varrimento da proporção 1:4 de quatro nanopartículas poliméricas diferentes

Fig8.3.2a.Scanning electron microscopy photograph of Rg-PLGA (1:4)

Fig8.3.2b.Scanning electron microscopy photograph of Rg-CN (1:4)

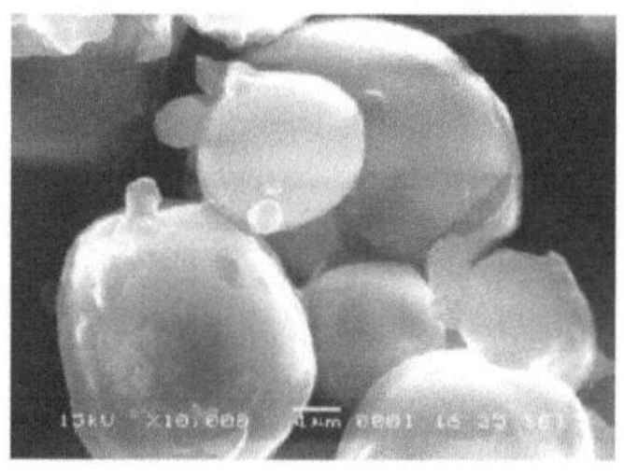

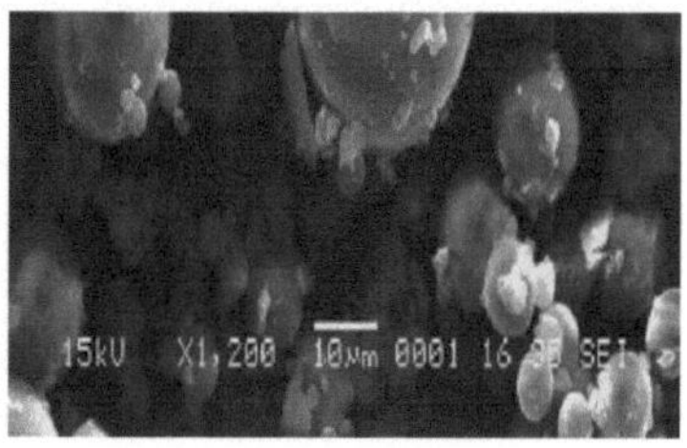

Fig 8.3.2c.Scanning electron microscopy photograph of Rg-EC (1:4)

Fig8.3.2d.Scanning electron microscopy photograph of Rg-PMMA (1:4)

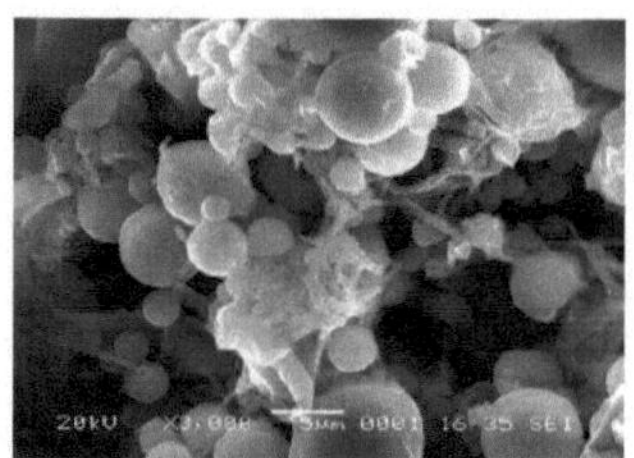

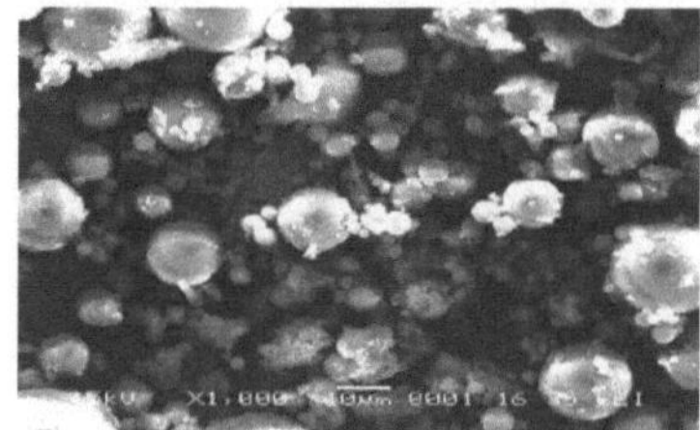

8.3.3. Tamanho das partículas e índice de polidispersão:

O tamanho das nanopartículas determinado pelo PCA é mostrado na Fig. **8.3.3a** (Rg-PMMA), **8.3.3b** (Rg-PLGA), **8.3.3c** (Rg-CN), **8.3.3d** (Rg-EC). Os tamanhos das partículas de todas as nanopartículas eram maiores do que os obtidos pela análise quantitativa do SEM. A explicação para esta diferença foi dada por Finsy et al., 1992 para as nanopartículas de PMMA e pode ser igualmente utilizada para as nanopartículas de copolímero carregadas: O contraste das imagens do microscópio eletrónico (ME) permite apenas a visualização do núcleo das nanopartículas, enquanto o raio hidrodinâmico das partículas é medido por PCA. O tamanho das partículas é frequentemente utilizado para caraterizar as nanopartículas, uma vez que facilita a compreensão da dispersão e da agregação (Duane. T. Birnbaun et al., 2000). Devido à grande área de superfície e à força de atração entre as partículas, é possível uma maior probabilidade de agregação em partículas de pequenas dimensões. Esta situação pode ser ultrapassada através da adição de um agente tensioativo na preparação. O tensioativo pode ajudar a reduzir a agregação das partículas quando os nanoprecipitados estiverem formados. O PVA parece ser o tensioativo mais adequado para reduzir a agregação das partículas que se suspendem imediatamente após a sua formação (Duane. T.Birnbaun et al., 2000). Os dados relativos ao tamanho das partículas mostraram que as nanopartículas produzidas eram de tamanho submicrónico e de baixa polidispersão [**Fig. 8.3.3a** (Rg-PMMA), **Fig. 8.3.3b** (Rg-PLGA), **Fig. 8.3.3c** (Rg-CN), **Fig. 8.3.3d** (Rg-EC)], o que indica uma distribuição relativamente estreita do tamanho das partículas para a proporção 1:4 de todas as preparações.

O diâmetro médio e o índice de polidispersão da formulação optimizada, proporção 1:4 de quatro nanopartículas poliméricas diferentes, foram de 108,3 nm no Rg-PMMA **(Fig. 8.3.3a)**, 384,3 nm no Rg-PLGA **(Fig. 8.3.3b)**, 69,6 nm no Rg-CN **(Fig. 8.3.3c)** e 21,9 nm no Rg-EC **(Fig. 8.3.3d)**. A partir destes resultados, verificou-se que o índice de dispersão do poli entre os intervalos de 0 a 1 é uma preparação mais estável.

8.3.4. Estudo de libertação in vitro:

A libertação *in vitro* de repaglinida a partir de nanopartículas poliméricas de diferentes preparações poliméricas (Rg-PMMA; Rg-PLGA; Rg-CN; Rg-EC) é apresentada na **Tabela 8.3.4 e na Fig. 8.3.4**. A ordem crescente de liberação do fármaco de diferentes preparações de nanopartículas poliméricas é PMMA (14,27%) < CN (14,80%) < EC (15,55%) < PLGA (19,37%) até 15 dias. A maior percentagem de libertação do fármaco foi observada com a preparação de nanopartículas poliméricas de PLGA (19,37%) e a menor percentagem de libertação do fármaco foi observada com a preparação de nanopartículas poliméricas de PMMA (14,27%). A diminuição da percentagem de libertação do fármaco indica que este polímero pode formar uma parede mais compacta do que os outros polímeros. A ordem crescente de compactação da parede é PMMA<CN<PLGA<EC (Jin-Chul Kim et al., 2006). Esta diminuição da libertação do fármaco indica que a libertação do fármaco é sustentada durante um período de tempo prolongado.

Assim, a proporção de 1:4 da preparação de nanopartículas poliméricas de Rg-PMMA foi escolhida para um estudo de toxicidade mais aprofundado.

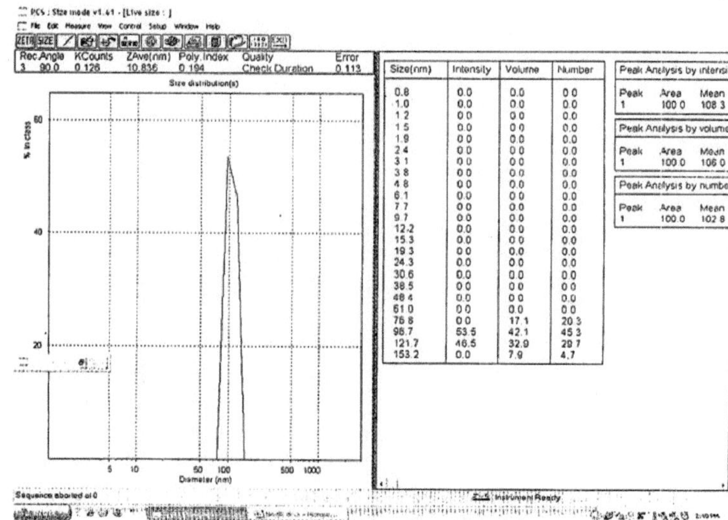

Fig. 8.3.3a. PCS de Rg - PMMA

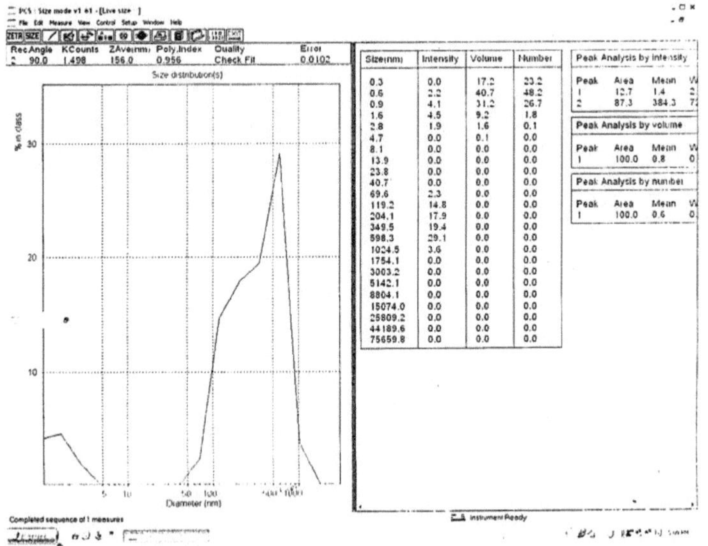

Fig. 8.3.3b. PCS de Rg - PLGA

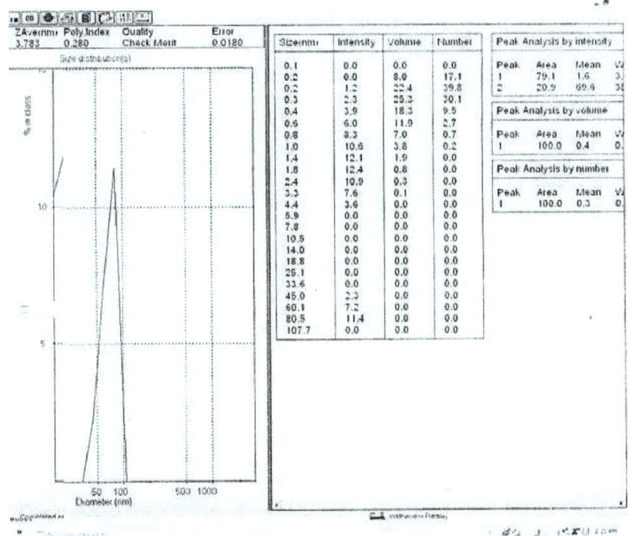

Fig. 8.3.3c. PCS de Rg - CN

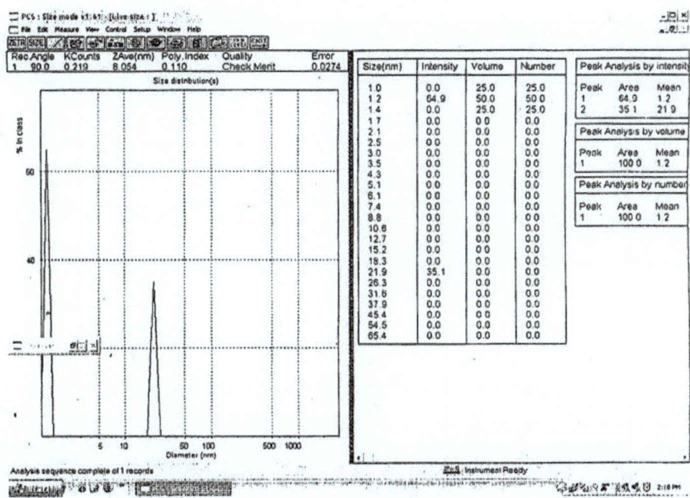

Fig. 8.3.3d. PCS de Rg - EC

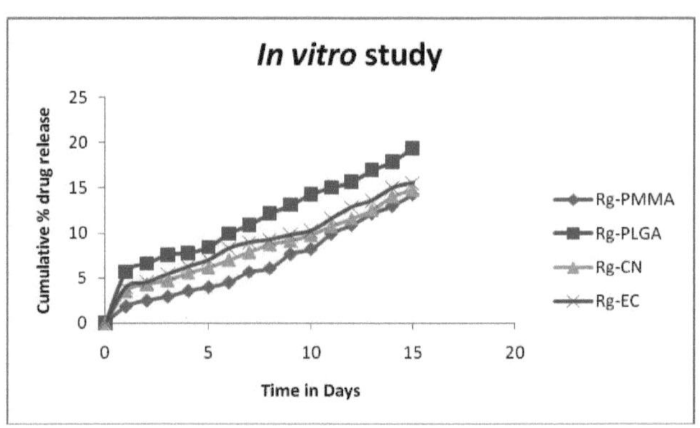

Fig 8.3.4.Libertação in vitro de repaglinida a partir de quatro nanopartículas poliméricas diferentes, na proporção de 1:4.

Tabela 8.3.4: Efeito do rácio fármaco-polímero (1:4) de <u>quatro. (diferentes£ polímeros na rel£0S£ S1U£</u>

Tempo (dias)	Percentagem cumulativa de libertação do fármaco			
	Rg-PMMA	*Rg-PLGA*	*Rg-CN*	*Rg-EC*
1	1.857	5.679	3.556	3.980
2	2.494	6.634	4.299	4.511
3	2.919	7.590	4.723	5.467
4	3.556	7.802	5.573	6.316
5	3.980	8.439	6.210	7.059
6	4.511	9.925	7.059	8.333
7	5.679	10.881	7.908	8.970
8	6.104	12.154	8.757	9.288
9	7.696	13.110	9.182	9.819
10	8.227	14.278	9.819	10.244
11	9.925	15.021	10.774	11.624
12	10.881	15.658	11.624	12.898

13	12.154	16.932	12.579	13.641
14	13.004	17.887	14.065	15.021
15	14.278	19.373	14.808	15.552

8.3.5. Estudo de cinética de libertação in vitro:

Os dados da proporção de quatro preparações diferentes de nanopartículas poliméricas (proporção 1:4) foram submetidos à equação de ordem zero, equação de primeira ordem, equação de Higuchi, equação de Korsmeyer - Peopas e equação de Hixson crowell.

Foi traçada uma equação de ordem zero através da % cumulativa de libertação do fármaco Vs tempo em dias. O declive, a interceção R^2 e a equação linear foram tabulados, respetivamente, para as quatro preparações de nanopartículas poliméricas. As equações lineares também foram apresentadas na **Fig. 8.3.5a**, respetivamente, para a proporção 1:4 das quatro preparações de nanopartículas poliméricas.

Tabela 8.3.5a Dados da reação de ordem zero

Preparação	Declive	R^2	Interceção	Equação linear
Rg-PMMA	0.901	0.979	-0.054	Y=0,901X -0,054
Rg-PLGA	1.067	0.960	3.330	Y=1,067 X+3,330
Rg-CN	0.843	0.976	1.857	Y=0,843 X+1,857
Rg-EC	0.885	0.968	2.280	Y=0,885 X+2,280

A equação de primeira ordem foi representada por Log% de fármaco acumulado remanescente Vs % de fármaco remanescente. O declive, a interceção R^2 e a equação linear foram tabulados, respetivamente, para as quatro preparações de nanopartículas poliméricas. As equações lineares também foram apresentadas na **Fig. 8.3.5b**, respetivamente, para a proporção 1:4 das quatro preparações de nanopartículas poliméricas.

Tabela 8.3.5b Dados da reação de primeira ordem

Preparação	Declive	R^2	Interceção	Equação linear
Rg-PMMA	-0.004	0.970	1.997	Y=-0,004X +1,997
Rg-PLGA	-0.004	0.991	1.932	Y=-0,004 X +1,932

| Rg-CN | -0.003 | 0.987 | 1.989 | Y=-0,003 X +1,989 |
| Rg-EC | -0.003 | 0.986 | 1.987 | Y=-0,003 X =1,987 |

A equação de Higuchi foi representada por % cumulativa de fármaco libertado Vs raiz quadrada do tempo. O declive, a interceção R^2, e a equação linear foram tabulados, respetivamente, para quatro preparações de nanopartículas poliméricas. As equações lineares também foram apresentadas na **Fig. 8.3.5c**, respetivamente, para a proporção 1:4 de quatro preparações de nanopartículas poliméricas.

Tabela 8.3.5c Dados da equação de Higuchi

Preparação	Desleixo	R^2	Interceção	Equação linear
Rg-PMMA	4.428	0.906	-4.795	Y=4,428 X -4,795
Rg-PLGA	4.845	0.953	-0.980	Y=4,845 X-0,980
Rg-CN	3.930	0.946	-1.873	Y=3,930 X -1,873
Rg-EC	4.097	0.953	-1.537	Y=4,097 X-1,537

A equação de Hixson-Crowell foi representada pela raiz cúbica da % de fármaco remanescente Vs tempo em horas. O declive, a interceção R^2, e a equação linear foram tabulados, respetivamente, para as quatro preparações de nanopartículas poliméricas. As equações lineares também foram apresentadas na **Fig. 8.3.5d**, respetivamente, para a proporção 1:4 das quatro preparações de nanopartículas poliméricas.

Tabela 8.3.5d Dados da equação de Hixson-Crowell

Preparação	Desleixo	R^2	Interceção	Equação linear
Rg-PMMA	0.014	0.972	-0.003	Y=0,014 X -0,003
Rg-PLGA	0.016	0.991	0.438	Y=0,016 X =0,438
Rg-CN	0.016	0.990	0.376	Y=0,016 X =0,376
Rg-EC	0.016	0.985	0.392	Y=0,016 X +0,392

A equação de Korsmeyer-Peppas foi representada por logaritmo da % cumulativa de fármaco libertado versus logaritmo do tempo. A inclinação, a interceção R^2, e a equação linear foram tabuladas respetivamente para as quatro preparações de nanopartículas poliméricas. As equações lineares foram também apresentadas na **Fig. 8.3.5e** respetivamente para a proporção 1:4 das quatro preparações de nanopartículas poliméricas.

Tabela 9.1: Equação de Korsmeyer -Peppas

Preparação	Desleixo	R^2	Interceção	Equação linear
Rg-PMMA	0.728	0.949	0.170	Y=0,728 X +0,170
Rg-PLGA	0.551	0.947	0.564	Y=0,551 X +0,564
Rg-CN	0.503	0.968	0.486	Y=0,503 X +0,486
Rg-EC	0.485	0.969	0.539	Y=0,485 X +0,539

Verificou-se que a ordem de libertação da preparação Rg-PLGA e Rg-CN era de primeira ordem, em que o valor R^2 era próximo de 1 do que o valor R^2 da equação de ordem zero. O declive da equação de Higuchi foi superior a um, o que indica a cinética de Higuchi da libertação do fármaco. O valor n, um expoente da equação de Korsmeyer-Peppas, indica o mecanismo de libertação do fármaco. O valor n de 0,551 para a preparação de Rg-PLGA e de 0,503 para a preparação de Rg-CN indica a transferência de massa. Segue um modelo não-Fickiano ou transporte anómalo, indicando que a libertação do fármaco é controlada por mais do que um processo. Trata-se de uma sobreposição de ambos os fenómenos, a libertação controlada por difusão e a libertação controlada por dilatação (Hamid A. Merchant et al., 2006).

Verificou-se que a ordem de libertação da preparação Rg-EC era de primeira ordem, em que o valor R^2 era próximo de 1 do que o valor R^2 da equação de ordem zero. O declive da equação de Higuchi foi superior a um. Segue-se a cinética de Higuchi da libertação do fármaco. O valor n, um expoente da equação de Korsmeyer-Peppas, indica o mecanismo de libertação do fármaco. O valor n de 0,485 indica a transferência de massa. Segue um modelo de transporte Fickian, indicando que a libertação do fármaco é controlada por um processo, ou seja, a libertação controlada por difusão.

Verificou-se que a ordem de libertação do Rg-PMMA era de ordem zero, em que o valor de R^2 era próximo de 1 do que o valor de R^2 da equação de primeira ordem. O declive da equação de Higuchi foi superior a um, o que indica a seguinte cinética de Higuchi da libertação do fármaco. O valor n, um expoente da equação de Korsmeyer-Peppas, indica o mecanismo de libertação do fármaco. O valor n de 0,728 indica a transferência de massa. Segue um modelo não-Fickiano ou de transporte anómalo, indicando que a libertação do fármaco é controlada por mais do que um processo, ou seja, a sobreposição de ambos os fenómenos, a libertação controlada por difusão e a libertação controlada por dilatação (Hamid A. Merchant et al., 2006).

83

Em RG-PLGA, Rg-CN e Rg-EC, há uma diferença significativa nos valores de R^2 da equação de ordem zero e da equação de Hixson-Crowell. Assim, o mecanismo de erosão não está envolvido no padrão de libertação. A libertação de repaglinida da matriz de PLGA e CN (1:4) é de primeira ordem, por ditfusão e inchaço. A libertação da repaglinida da matriz EC (1:4) é de primeira ordem, apenas por padrão de difusão.

Como não há diferença significativa nos valores de R^2 da equação de ordem zero e da equação de Hixson-Crowell na preparação Rg-PMMA, a libertação é por erosão (Jaleh varshosaz etal.,2006). A libertação da repaglinida da matriz de PMMA (1:4) é feita por ordem zero, difusão, inchaço e mecanismo de erosão.

Fig: 8.3.5a Dados cinéticos de ordem zero para a proporção 1:4 de quatro preparações de nanopartículas poliméricas

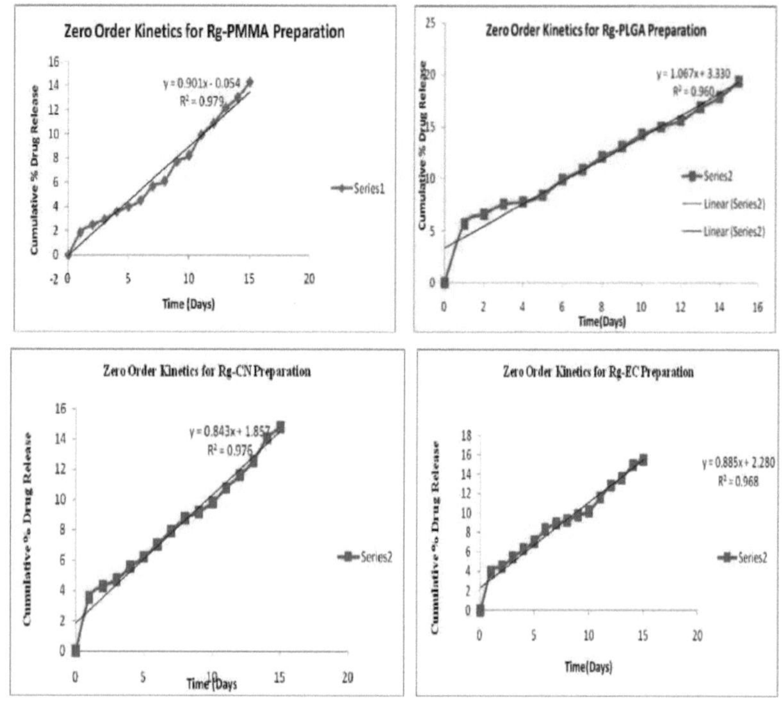

Fig: 8.3.5b. Dados cinéticos de primeira ordem para a proporção 1:4 de quatro preparações de nanopartículas poliméricas

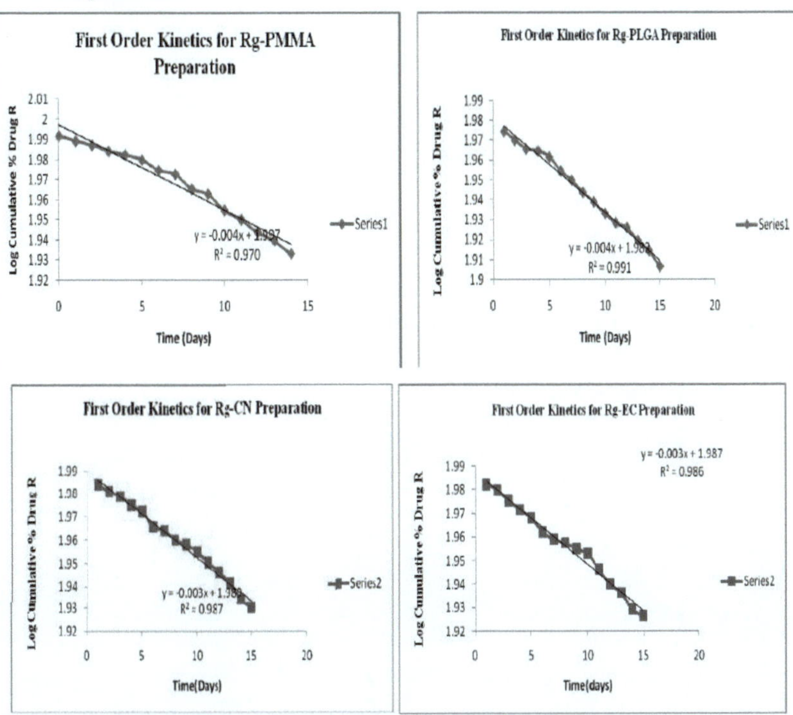

Fig: 8.3.5c. Dados da equação de Higuchi para a proporção 1:4 de quatro preparações de nanopartículas poliméricas

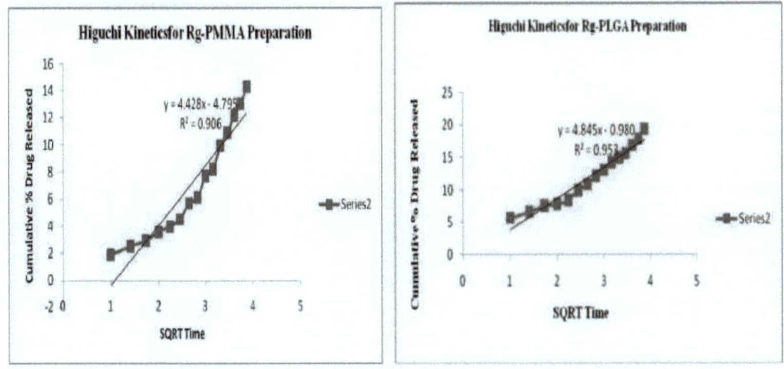

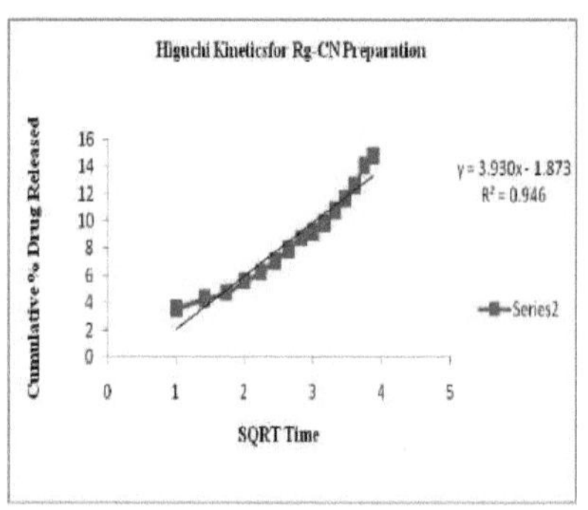

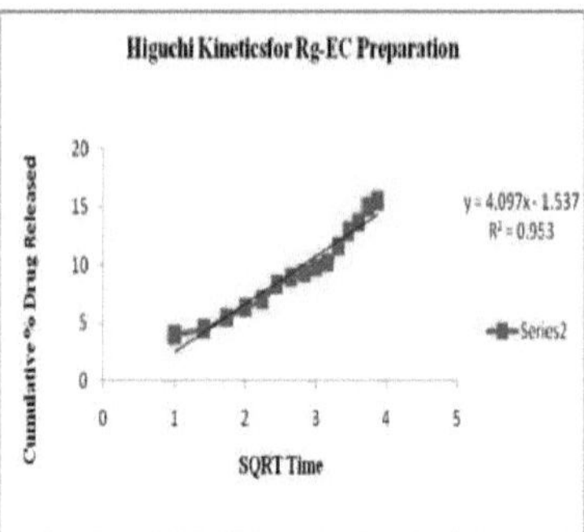

Fig: 8.3.5d. Dados da equação de Hixson-Crowell para a proporção 1:4 de quatro preparações de nanopartículas poliméricas

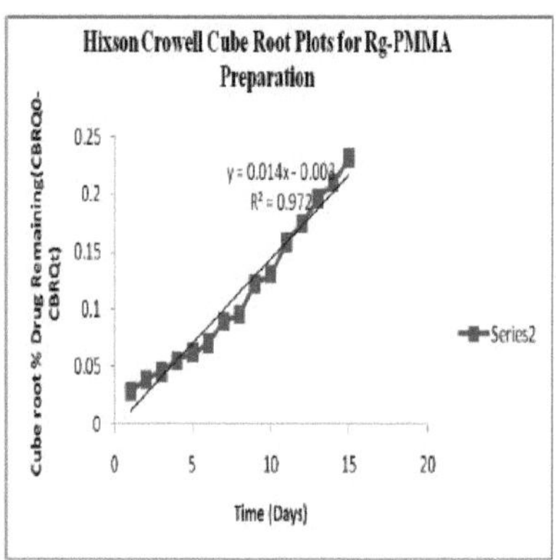

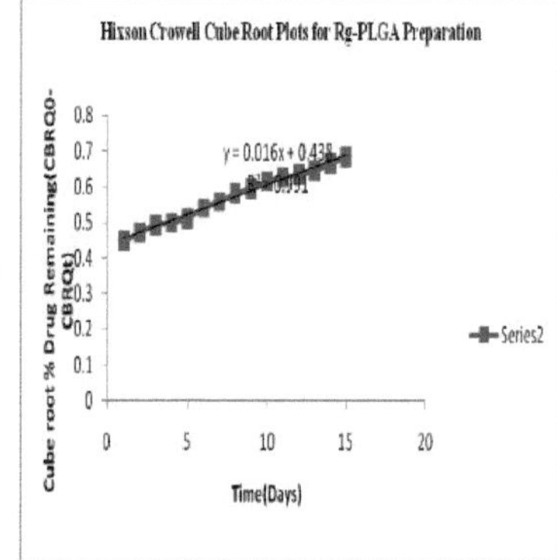

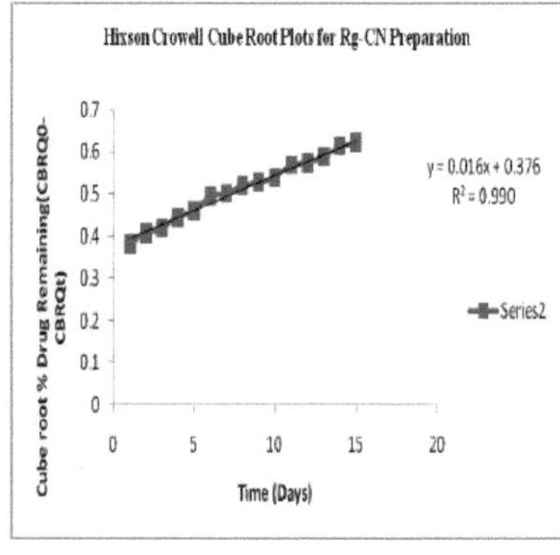

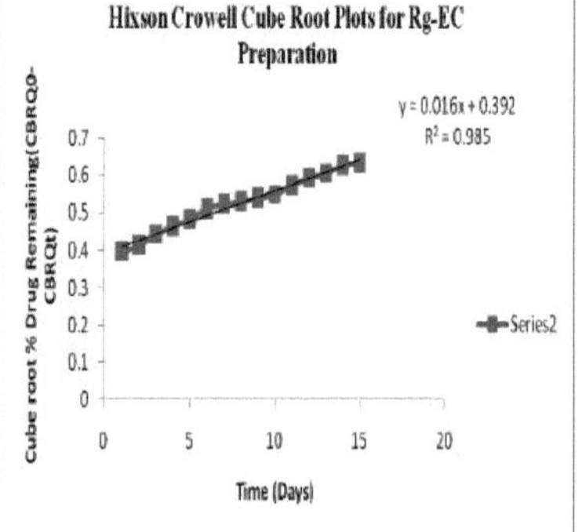

Fig: 8.3.5e. Dados da equação de Korsmeyer-Peppas para a proporção 1:4 de quatro preparações de nanopartículas poliméricas

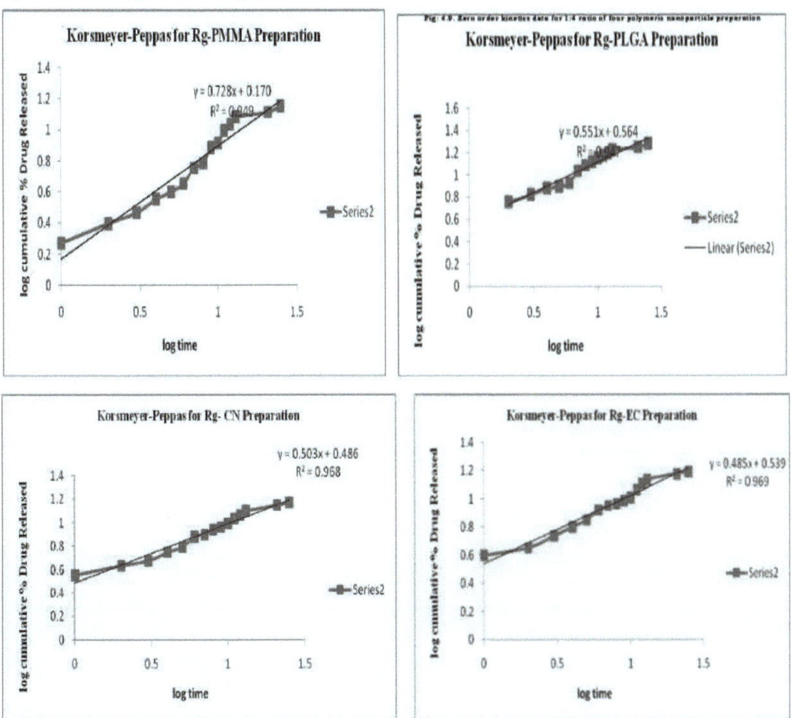

8.3.6. Estudos de toxicidade:

Com base nas caraterísticas de libertação *in vitro* e noutros parâmetros, a preparação Repaglinida - PMMA na proporção de 1:4 foi selecionada para estudos de toxicidade *in vivo* utilizando ratos albinos machos. No caso das partículas insolúveis, sabe-se que a sua via e extensão de absorção através do trato digestivo dependem do tamanho (Hodges et al., 1995; Donaldson et al., 1998). As partículas nanométricas podem atravessar o intestino delgado por persorção e distribuir-se posteriormente pelo sangue, cérebro, pulmão, coração, rim, baço, fígado, intestino e estômago (Hillyer e Albrecht, 2001).

As partículas de tamanho pequeno interagem com os tecidos locais e provocam disfunção dos órgãos. Por conseguinte, foi efectuado um estudo de toxicidade utilizando diferentes dosagens e foram examinados os efeitos toxicológicos da formulação de nanopartículas no comportamento (**Tabela 8.3.6a**), nos parâmetros hematológicos (**Tabela 8.3.6b**) e nos parâmetros bioquímicos (**Tabela 8.3.6c**). Os exames patológicos revelaram que os rins, o fígado, o cérebro e o baço não foram expostos a nanotoxicidade.

Tabela. 8.3.6a Efeito da nanopartícula de repaglinida em ratos albinos machos

PARÂMETRO	RESULTADOS
Atividade motora	Normal
Convelsions	Negativo
Ereção do pilo	Negativo
Reflexo de endireitamento	Positivo
Lacrimação	Normal
Salivação	Normal
Respiração	Normal
Cor da pele	Normal
Peso corporal	Nenhuma alteração significativa
Espasmo muscular	Negativo

Quadro 8.3.6b Relatório hematológico

Parâmetros	Controlo	1mg/ml	2mg/ml	5mg/ml
Hemoglobina (gms %)	15.1	14.1	13.2	15.5
Leucócitos (células/cm)	9200	8200	6500	8000
Polimorfo (%)	55	65	58	65
Linfócitos (%)	35	35	30	37
Eoisnophills (%)	3	2	2	4
Monócitos (%)	1	1	2	1

Tabela. 8.3.6c Relatório bioquímico

Parâmetro	Controlo	1mg/kg	2mg/kg	5mg/kg
Createnina sérica	0.9	1	0.85	0.92
Bilirrubina total	0.9	0.75	0.80	0.70
SAP	120	125	110	120
Proteínas	7.5	7.2	7.0	7.2
Albumina%	4.5	4.2	4.0	4.1
Globulina%	3.5	3.2	3.0	3.5
SGPT	25	28	30	25

SGOT	30	25	30	35
Na	140	145	139	137
Cl	110	108	105	100
P	4.3	4.0	4.0	4.0
HCO3	25	23	23	25

A Fig. 8.3.6a, 8.3.6b, 8.3.6c, 8.3.6d mostra a caraterística microscópica do rim, fígado, baço e cérebro do rato Wistar

Fig. 8.3.6a. Caraterística microscópica do rim

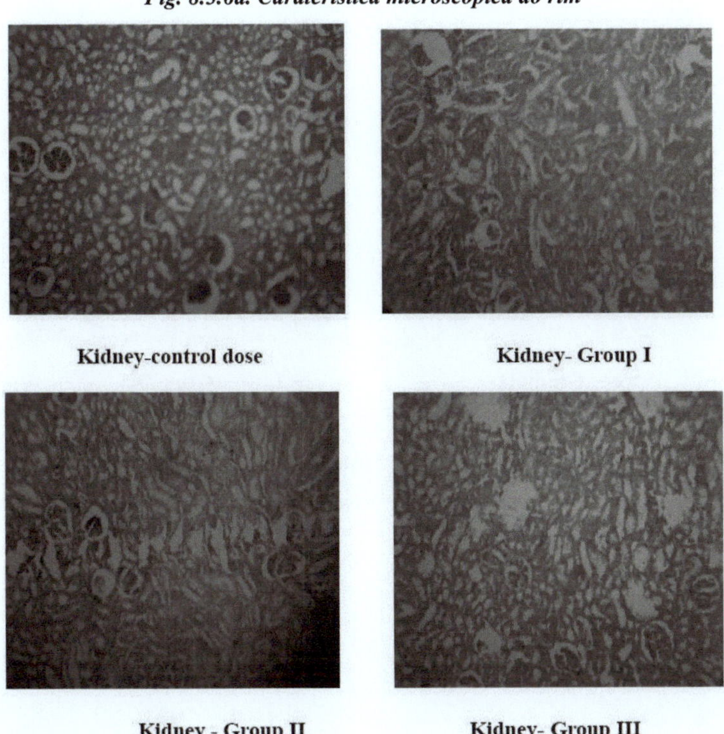

Grupo de controlo : Normal

Grupo tratado com o medicamento: Nenhuma alteração na estrutura glomerular e nos néfrons e nenhuma necrose observada nesta secção histopatológica do rim

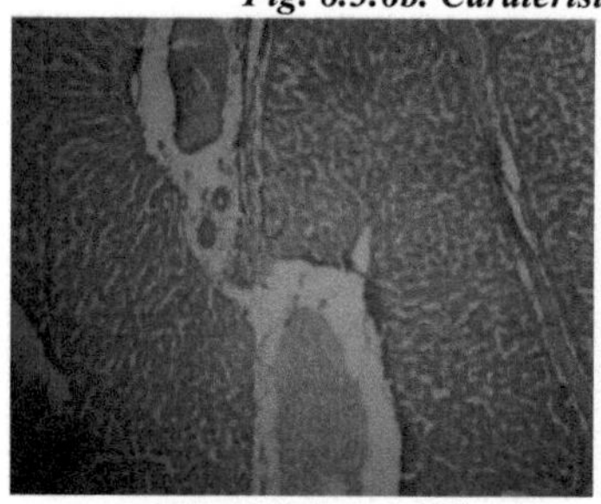
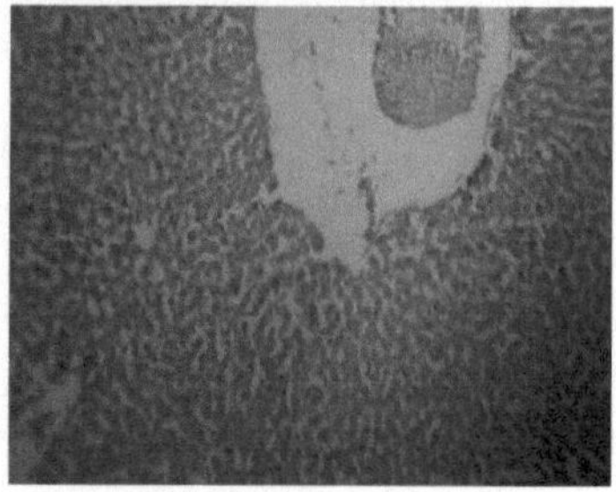

Liver-Control

Liver - Group I

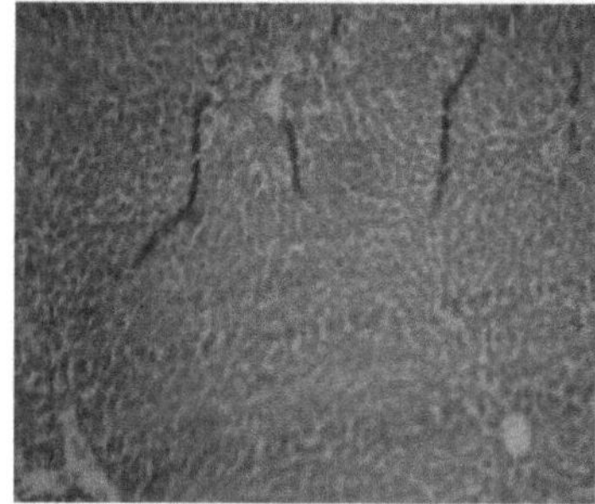
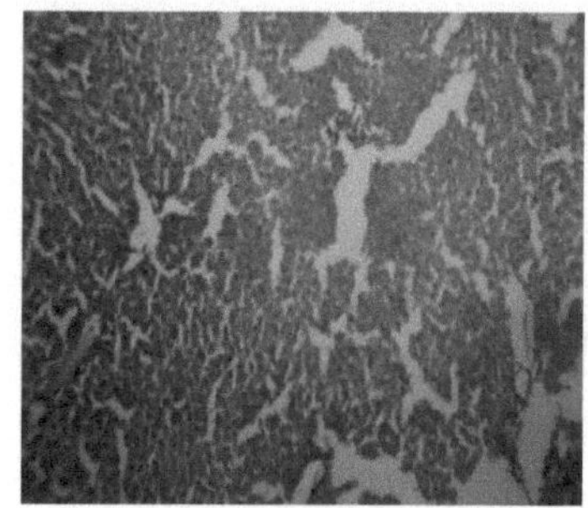

Liver - Group II

Liver - Group III

Grupo de controlo : Normal

Grupo tratado com o fármaco : Nenhuma alteração aparente nas células e hepatócitos no fígado dos ratos experimentais quando comparado com o fígado de controlo. Isto indica que não há toxicidade causada pela formulação

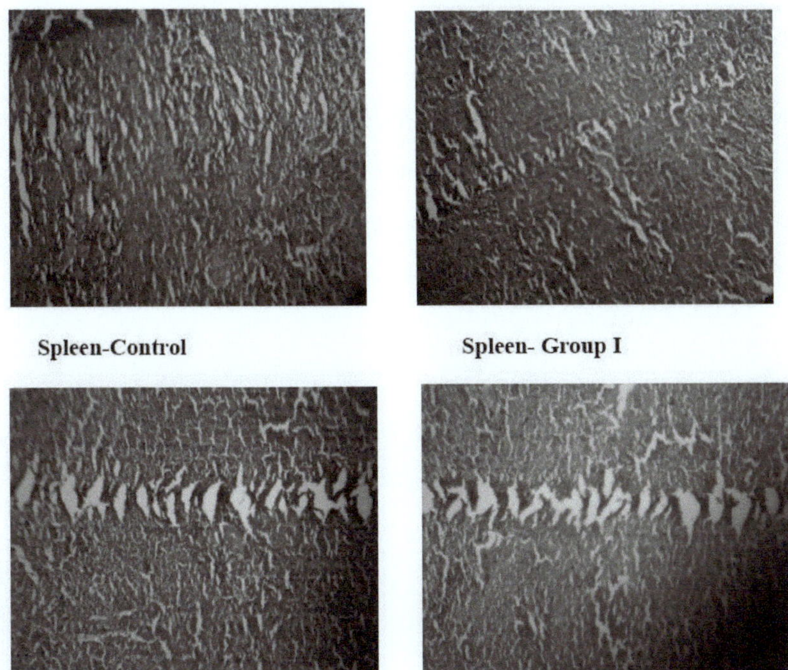

Spleen-Control

Spleen- Group I

Spleen- **Group II**

spleen- Group III

Grupo de controlo	: Normal
Grupo tratado com o medicamento	: Não há alterações nas células do baço entre o grupo de controlo e o grupo tratado com o medicamento.

Fig. 8.3.6d Caraterísticas microscópicas do cérebro

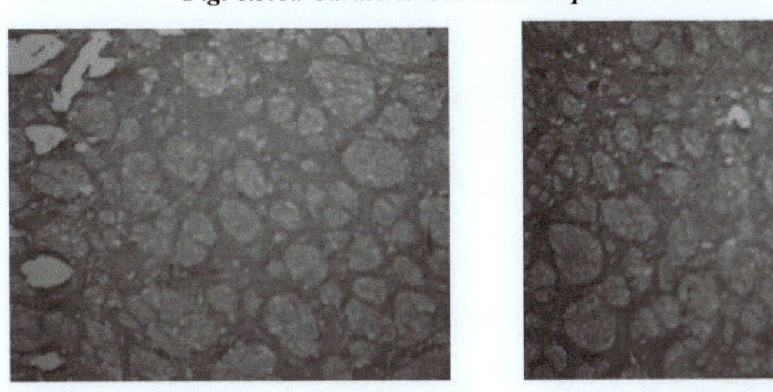

Brain-Control

Brain- Group III

| **Grupo de controlo** | : | Normal |
| **Grupo tratado com medicamentos** | : | Não se observaram alterações nas células cerebrais no grupo tratado com o medicamento quando comparado com o grupo de controlo. |

De acordo com as figuras acima (**8.3.6a, 8.3.6b, 8.3.6c, 8.3.6d**), o resultado mostra que não há toxicidade observada nos órgãos após a administração da nanoformulação. O relatório hematológico e bioquímico (**Tabela 8.3.6b 8.3.6c**) também mostrou que não há alteração observável em todos os parâmetros do grupo tratado com nanopartículas quando comparado com o controlo.

Conclusões:

O objetivo deste estudo foi desenvolver uma preparação de nanopartículas poliméricas para um sistema de administração controlada de Repaglinida, um medicamento antidiabético pertencente às maglitinidas, utilizando quatro polímeros diferentes (PMMA, PLGA, CN, EC) que administrariam a Repaglinida a uma taxa controlada durante um período de tempo prolongado e melhorariam a biodisponibilidade.

O presente estudo permitiu tirar as seguintes conclusões

- Os estudos FTIR revelaram que não houve interação entre a repaglinida e quatro polímeros diferentes

- Fármaco, polímero na proporção de 1:4 utilizado na formulação de preparações de nanopartículas poliméricas.

- Os estudos DSC, TGA e XRD revelaram que não houve interação entre Rg e Rg- PMMA foi a melhor preparação entre as quatro preparações (Rg-PMMA, Rg-PLGA, Rg-CN , Rg-EC) .

- O método analítico utilizado no presente estudo foi considerado adequado para a estimativa da repaglinida em tampão fosfato salino de pH 7,4, o que foi indicado pelos valores de regressão obtidos nos gráficos padrão.

- Verificou-se que a repaglinida e os três polímeros (PMMA, PLGA, EC) são praticamente insolúveis em água. Por conseguinte, no presente estudo, o fármaco e os polímeros foram dissolvidos no respetivo solvente não aquoso, exceto o quitosano, que foi dissolvido numa solução de ácido acético a 2% p/v. Em seguida, o fármaco e o polímero em fase orgânica foram dissolvidos ou dispersos em fase aquosa, que contém PVA (agente estabilizador), triton X (tensioativo), gluteraldeído (agente de ligação cruzada) e sacarose (crioprotector). As nanopartículas poliméricas foram preparadas pelo método de evaporação de solventes.

- A eficiência do aprisionamento e a recuperação das nanopartículas aumentaram com o aumento do rácio fármaco/polímero

- Com base na comparação da percentagem de eficiência de aprisionamento, da percentagem de carga do fármaco e da percentagem de recuperação das nanopartículas, a razão 1:4 foi considerada a razão optimizada entre três razões (1:2, 1:3 e 1:4).

- Foram efectuados estudos SEM da formulação para confirmar a forma e a morfologia da superfície das nanopartículas poliméricas. A microscopia eletrónica de varrimento revelou que as nanopartículas poliméricas tinham um tamanho nano e uma forma esférica com uma superfície lisa.

- O estudo do tamanho das partículas também confirmou que todas as formulações continham partículas nanométricas.

- Os estudos de libertação *in vitro* das preparações de nanopartículas poliméricas não revelaram alterações satisfatórias na libertação do fármaco, mas, entre os quatro polímeros, a libertação de repaglinida do polímero PMMA (polímero sintético), um polímero CN (polímero natural), mostrou uma libertação mais lenta do que os outros polímeros (PLGA, EC).

- Os dados de dissolução das nanopartículas poliméricas foram submetidos a um estudo de cinética *in vitro*. Os resultados mostram que a preparação Rg-PMMA seguiu a cinética de libertação de ordem zero. O declive da cinética de Higuchi foi superior a um, o que implica que segue a cinética de Higuchi. Os dados foram ajustados na equação de Korsmeyar-peppas. O valor n indica o mecanismo de libertação do fármaco e foi anamoloso (combinação da difusão e do inchaço). Os valores de R2 de ordem zero e a equação de Hixson - Crowell não mostram qualquer diferença significativa, pelo que também segue o mecanismo de erosão para a libertação do fármaco. Por conseguinte, a preparação de Rg-PMMA segue o modelo de ordem zero através da difusão, do inchaço e do mecanismo de erosão. A preparação Rg-PLGA e Rg-CN segue o modelo de primeira ordem através dos mecanismos de difusão, inchaço e erosão, porque os dados se ajustam à equação de Korsmeyar-peppas e à cinética de Higuchi. Mas a preparação Rg-EC segue o modelo de primeira ordem através de um mecanismo de difusão apenas devido aos dados ajustados apenas na cinética de Higuchi.

- O relatório hematológico, bioquímico e o estudo de toxicidade também confirmaram que não há alterações observáveis em todos os parâmetros do grupo tratado com nanopartículas em comparação com o controlo.

Entre as quatro preparações de polímeros, a preparação Rg-PMMA possui uma elevada eficiência de aprisionamento do fármaco, uma elevada recuperação de nanopartículas, uma libertação lenta do fármaco, nenhuma interação entre o polímero e o fármaco, nenhum efeito tóxico e também apresenta mais do que um mecanismo de libertação envolvido na libertação do fármaco. O Rg-PMMA foi considerado como a formulação optimizada e o polímero PMMA foi o melhor polímero para revestir a repaglinida.

Referências

A. Attama, P. A. Akpa, L. E. Onugwu e G. Igwil, 2008. Novo sistema de entrega buccoadesivo de hidroclorotiazida formulado com complexo de interpolímero de etilcelulose-hidroxipropilmetilcelulose. Pesquisa Científica e Ensaio Vol.3 (6), pp. 343-347.

Aftabrouchard D, Dorlker E., 1992. Métodos de preparação de micropartículas biodegradáveis carregadas com fármacos solúveis em água. STP Pharma Sci.2:365 - 80.

Allen TM,Cullis PR.,2004.Drug Delivery System :Entering the Main streams. Science.303 (5665):1818-1822.

Arbos P,Campanero A, Arangoa M.Irache J.,2004.Nanopartículas com propriedades bioadesivas específicas para contornar a degradação pré-sistémica de pirimidinas fluoradas. J Control Release. 96:55-65.

Astete, C.E. e Sabliov, C.M., 2006. Síntese e caraterização de nanopartículas de PLGA. J.of biomaterials science -polymer edition. 17 (3), 247-289.

Avinash Budhian, Steven J. Siegel, Karen I. Winey, 2007. Controlo dos perfis de libertação *in vitro* para um sistema de nanopartículas de PLGA carregadas com Haloperidol. J.Pharm .87-92.

Bing wang, wei-yue feng, Tian -cheng wang, Guang jia, Meng wang, Jun -wenshi, Fang zhang, Yu- liang zhao, Zhi-fang chai, 2006. Toxicidade aguda do pó de zinco à escala nano e micro em ratos adultos saudáveis. 161,115-123.

Catarnia Pinto Reis, Ronald J. Neufeld, Antonio J.Ribeiro, Francisco veiga, 2006. Nanoencapsulação1. Métodos de preparação de nanopartículas poliméricas carregadas com fármacos, nanomedicina: nanotecnologias. Biologia e medicina 2, 8-21.

Chaiwat Norakankorn, Qinmin Pan, Garry L. Rempel, Suda Kiatkamjornwong, 2007. Síntese de nanopartículas de poli (metacrilato de metilo) iniciadas por 2, 20-Azoisobutironitrilo através da polimerização por microemulsão diferencial, Macromol. Rapid Commun. 28, 1029-1033.

Chen Y,Zhang G,Marsh N,Mawhinney D,Sanzgiri Y.,2004.Melhorar a biodisponibilidade do ABT-963 utilizando uma dispersão sólida contendo pluronic F-68. Int J Pharm. 286:69-80.

Christian Augesten, Mikhail A. Kiselev, Rainer Gehrke, Gerd Hause, Karsten Mader, 2008. Uma análise detalhada de nanoesferas biodegradáveis por diferentes técnicas - Uma abordagem combinada para detetar tamanhos de partículas e distribuições de tamanho. J. pharmaceutical and biomedical Analysis. 47, 95- 102.

D.Narducci.2007.An introduction to nano technologies: what's in it for us? Veterinary research communications.31, 131-137.

Das, N.G., & Das S.K., 2003. Controlled-Release of Oral Dosage Forms.Formulation, Fill & Finish. 10-16.

Donaldson K, Li, X.Y., Mac N.W., 1998. Lesão pulmonar mediada por partículas ultrafinas (nanométricas). J.Aerosol Sci .29 (5-6), 553-560.

Dongming Peng, Kelong Huang, Yanfei Liu, Suqin Lin, 2007. Preparação de novas microesferas poliméricas para libertação controlada de finasterida. Int. J. Pharm, 342; 82-86.

Dr. Anantha Naik Nagappa, Novel strategies for the therapeutic management of type II diabetes, Health Administrator Vol: XX Number 1&2 : 58-68.

Duane T. Birnbaum, Jacqueline D. Kosmala e Lisa Brannon -Peppas, 2000.Otimização de técnicas de preparação de nanopartículas de poli (ácido lático -co-ácido glicólico).J.Nanoparticle Research . 2:173-181.

Fengyuan piao, kazuhito yokoyama, Ning ma, Toru yamauchi, 2003. Efeitos tóxicos subagudos do zinco em vários tecidos e órgãos de ratos. Toxicological letters. 145, 28-35.

Goran Frenning, 2000. Investigação teórica da libertação de fármacos a partir de sistemas de matriz plana: efeitos de uma taxa de dissolução finita. J of Controlled Rel 92; 331- 339

Haimanti bhattacharya, Qin xiao, Limin Lun, Estudos de toxicidade do nanilfenol (Np) no barbo rosado (puntius concnonious): uma avaliação bioquímica e histopatológica, Tissue and cell XXX (2008)XXX-XXX.

Hamid A. Merchant, 2006. "Formulação uma vez por dia e avaliação invitro de cefopodoxima utilizando hidroxipropilmetilcelulose - uma nota técnica" AAPS pharm Scitech.article 78.

Hejazi, R., & Amiji, M., 2003. Sistemas de administração gastrointestinal à base de quitosana. Revisão. Journal of Controlled Release. (89):151-165.

Hillye, J.F., Abrecht, R.M., 2001. Persorção gastro intestinal e distribuição tecidular de nanopartículas de ouro coloidal de diferentes tamanhos. J. Pharm. Sci.90, 1927-1936.

Hodges ,G.M., Carr, E. A., Hazzard, R.A., O Roilly, Carr, K.E., 1995.Acommentary on morphological and quantitive aspects of microparticle translocation across the gastro intestinal mucosa. J. Drug Targeting. 3, 57-60. http/cordis.europa.eu/nanotecnologia/nanomedicina.htm

Huan Meng, Zhen chen, Gengmei Xing, Hui yuan, Chunying chen, feng zhao, cheng cheng zhang, 2007. A reatividade ultra elevada provoca a nanotoxicidade das partículas de nanocobre. Toxicology letters. 175, 102-110.

Jaleh varshosaz, 2006. Utilização de gomas naturais hidrofílicas na formulação de comprimidos de matriz de libertação sustentada de cloridrato de Tramadol. AAPS Pharm Scitech, artigo 24.

Jin-Chul Kim, Hyeon Yong Lee, Mi Hee Kim, Hak -Ju Lee, Ha-Young Kang, Sang Moo Kim, 2006. Preparação e caraterização de microcápsulas de quitosano/gelatina contendo triclosan. Colloids and Surfaces B: Biointerfaces. 52, 52-56.

Jing Liu, Tao Liu, Satish Kumar, 2005. Efeito do parâmetro de solubilidade do solvente na dispersão de SWNT em PMMA. Polymer. 46, 3419-3424.

Jung Yoon Jang, Byung Soo Kwon, Hea Eun LEE, Dong Hwan Kim , Ho kyung kang ,Jae Seon Kang , Sangkil Lee, Guang Jin Choi, 2007.Preparation of biodegradable PLGA nanospheres employing a fast solvent evaporation method.J.Ind.Eng.Chem., Vol No. 6, 1043-1046.

kang moo huh, yong woo cho, kinam park, copolímeros de PLGA-PEG, tecnologia de administração de medicamentos, vol3 no.5, 2008.

Kaori Hara, Hiroyaki Tsujimoto, Yusuke Tsukada, C.C.Huang, Yoshiaki, 2008. Exame histológico de nanoesferas de PLGA para administração intratraqueal de medicamentos. J.Pharm. 356, 267-273.

Texto de Katzung, Perfis de medicamentos Semestre da primavera, 2006

Kevin A.Janes, Marie P Fresneau, Ana Marazuela, Angels Fabra, Maria Jose Alonsoa, 2001. Nanopartículas de quitosana como sistema de entrega de doxorrubicina. J. Control. Release. 73, 225-267.

Kibbe.H.A., 2000.Hand book of Pharmaceutical excipients" 3rd Edition,American Pharmaceutical Association, Pharmaceutical Press,London,91 - 93

Kibbe.H.A., 2000.Hand book of Pharmaceutical excipients" 3rd Edition,American Pharmaceutical Association, Pharmaceutical Press,London.

Kipp J., 2004. O papel da tecnologia de nanopartículas sólidas na administração parentérica de fármacos pouco solúveis em água. Int. J.pharm. 284:109-122.

Korsmeyer,R.W.,Gurny,R.,Doelker,E.M.,Burni,P.,Peppas,N.A.,1985.Mechanism of solute release from porous hydrophilic polymers. Int.J.Pharm.15, 25-35.

Kumaresh Soppimath, Jejraj M.Aminabhavi, Anandraw R.Kulkarni, Walter E. Rudzinski. 2001. Biodegradable polymeric nanoparticles as drug delivery devices. J.control. Release 70, 1-20.

Lawrence, M.J., 2000. Ésteres de ácidos gordos de polioxietileno sorbitano. In: Kibbe, A.H. Handbook of Pharmaceutical Excipients (Manual de Excipientes Farmacêuticos). 3ª Edição. Associação Farmacêutica Americana e Pharmaceutical Press. Londres: 416-419.

Lifeng Qi, Zirong Xu, Xia Jiang, Yan Li e Minqi Wang, 2005. Actividades citotóxicas de nanopartículas de quitosano e nanopartículas carregadas com cobre. Cartas de química bioorgânica e medicinal, Vol.5.5, 1397-1399.

M.J Grau, O.Kayser, R.H Muller, 2000. Nanosuspensão de medicamentos pouco solúveis - reprodutibilidade da produção em pequena escala. Int. J. pharm. 196,155-157.

M.L.Hans, A.M.Lowman, 2002.Biodegradble nanoparticles for drug delivery and targeting. Current opinion in solid state and Materials science. 6,319-327.

Mahesh D.Chavanpatil, Aymna Khdair Khdair, Yogesh Patil, Hitesh Handa, Guangzhao Mao, Jayanth Panyam, 2007. Nanopartículas de polímero-surfactante para libertação sustentada de fármacos solúveis em água. Journal of Phharmaceutical Sciences. Vol.96, 3379-3389.

Majet, N.V., & Kumar, R., 2000. A review of chitin and chitosan applications. Reactive and Functional Polymers. (46):1-27.

Martin, F.J. e C. Grove, 2001. Microfabricated Drug Delivery Systems: Concepts to Improve Clinical Benefit.

Biomedical Microdevices. **3** (2), 97-108.

Md. Abu Hena Mostafa Kamal, Maruf Ahmedet al., 2008. Desenvolvimento de microcápsulas de libertação sustentada de indometacina

Mukesh C. Gohel, Maulik K. Panchal, e Viral V. Jogani.2000. Novo método matemático para a expressão quantitativa do desvio do modelo de Higuchi. AAPS Pharm Sci Tech 1 (4) artigo 31.

Muzzarelli, R.A.A., Jeuniauk, C., e Gooday, G.W., 1986. Chitin in Nature and Technology (Nova Iorque: Plenum).

Omid C.Farokhzad, Robert Langer, 2006. Nanomedicina: Desenvolvimento de modalidades terapêuticas e de diagnóstico inteligentes. Advanced Drug Delivery Reviews. 58, 1456-1459.

Ould-Ouali L, Noppe M, Langlois X, Willems B, Te Riele P, Timmerman P, Brewster M, Arien A, Preat V., 2005. Copolímeros PEG-p (CL-co-TMC) auto-montantes para administração oral de fármacos pouco solúveis em água: um estudo de caso com risperidona. J. Control Rel. 102:657-668.

P.D.Scholes, A.G.A.Coombes, L.Illum, S.S.Davis, J.F.Watts, C.Ustariz, M.Vert, M.C.Davis.,1999.Deteção e determinação dos níveis superficiais de poloxâmero e de tensioativo PVA em nanoesferas biodegradáveis utilizando SSIMS e XPS.J.Control.Release.59.261-278.

Padma V. Devarajen e Ganeshchandra S. Sonavane, 2007. Preparação e avaliação Invitro /invivo de nanopartículas de eudragit carregadas com gliclazida como transportadores de libertação sustentada. Desenvolvimento de medicamentos e farmácia industrial,. 33:101-111.

Paul, W., & Sharma, C.P., Chitosan, a drug carrier for the 21st century: a review. S.T.P. Pharma Sciences. 10 (1): (2000), 5-22.

Pearnchob, N., e Bbodmeier, R., 2003.Revestimento de pellets com partículas de etilcelulose micronizadas através da técnica de revestimento com pó seco. International Journal of Pharmaceutics. 268, 1-11.

Peppas, N.A., 1985. Analyses of Ficksian and non Ficksion drug release from polymers. Pharmaceutica Ata Helvetiae.60, 110-111.

Pruthvipathy R. Katikaneni a, Sathyanarayana M. Upadrashta a,b,*, Steven H. Neau a, Amit K. Mitra c., 1995.Comprimidos de libertação controlada de um fármaco solúvel em água em matriz de etilcelulose International Journal of Pharmaceutics 123 .119-125.

Santini, J., John T., Angewandte, et al., 2000. Microchips as Controlled Drug-Delivery Devices. Chemi International Edition. **39** (14), 2396 - 2407.

Sarabjeet Singh Suri, Hicham Fenniri, Balajit Singh, 2007. Sistemas de administração de medicamentos baseados em nanotecnologia. J. Medicina do Trabalho e Toxicologia. 2:16.

Say Chye Joachim Loo, Chui Ping Ooi, Yin Chiang Boey, 2004. Efeitos da radiação no poli (lactide - co - glicolide) (PLGA). Polymer Degradation and Stability. 83,259-265.

Soppimath KS, Aminabhavi TM, Kulkarni AR, Rudzinski WE., 2001. Biodegradable polymeric nanoparticles as drug delivery devices. J Control Release 70:1 - 20.

Sung-Wook Choi, Woo Sik Kim e Jung-Hyun Kim, 2003. Modificação da superfície de nanopartículas funcionais para CDD.J de ciência e tecnologia da dispersão Vol 24, 475-487.

Sunil A. Agnihotri, Nadagouda N. Mallikarjuna, Tejraj M. Aminabhavi.2004. Recent advances on chitosan-based micro and nanoparticles in drug delivery Journal of Controlled Release. 100, 5 -28.

Sunil A. Agnihotri, Sheetal S.Jawalkar, Tejraj M. Aminabhavi *et al*, 2006. Libertação controlada de cefalexina através de pérolas de goma gelana: Effect of formulation parameters on entrapment efficiency, size, and drug release. Revista Europeia de Farmácia e Biofarmácia. 63, 249-261.

Sunil K. Jain, govind P Agrawal, Narendra K.Jain, 2006. Uma nova microesfera de repaglinida à base de silicato de cálcio: *In vitro* investications. J. control. Release. 113, 111-116.

Sunil K. jain, Govind P. Agrawal, Narendra K.Jain, 2007. Sistema de entrega granular flutuante de repaglinida baseado em transportador Porus, Drug Dev Ind Pharm. Vol 33, 381- 91.

T. Niwa, H. Takeuchi, T. Hino, N. Kunuo, Y. Kawashima, 1994. Comportamento de libertação de fármacos in vitro de nanoesferas de copolímero DL-Lactide / Glycolide (PLGA) com acetato de nafarelina preparadas por um novo método de difusão espontânea em solvente de emulsificação. J. Pharm. Sci. 83, 727-732.

Tanima banerjee, Susmita Mitra, Ajay Kumar Singh, Rakesh Kumar Sharma, Amaranth Maitra.2002. Preparação, caraterização e biodistribuição de nanopartículas ultrafinas de quitosano. Int. J. P harma. 243, 93-105

Thirumala Govender, Snjezana Stolnik, Martin C. Garnett, Lisbeth Illum, Stanley S. Davis, 1999. Nanopartículas de PLGA preparadas por nanoprecipitação: estudos de carga e libertação de um fármaco solúvel em água. Journal of Controlled Release. 57, 171-185.

Tice TR, Gilley RM.1985. Preparação de microcápsulas injectáveis de libertação controlada por processo de solventevaporação.J Control Release. 2:343 - 52.

Torrado .S, Cadorniga .S, Torrado J.J., 1996. Efeito da taxa de libertação do fármaco na biodisponibilidade de diferentes comprimidos de aspirina. Int J of Pharm 133; 65-70.

Ubrich N, Bouillot P, Pellerin C, Hoffman M., 2004.Maincent: preparação e caraterização de nanopartículas de cloridrato de propranolol, um estudo comparativo. J.Control Release. 97:291-300.

Utilizando etilcelulose e ftalato de hidroxipropilmetilcelulose por emulsificação O/W J. Pharm. Sci. 7(1): 83-88.

Vays, S.P., e Khar, R.K, 2001. Targeted and controlled drug delivery. 1st edn., 425-427.

Vijaya K. Rangari, D.N.Srivastava, A.Gedanken, 2006. Preparação de nanopartículas de céria incorporadas em PMMA utilizando a técnica sonoquímica. 60, 3766-3768.

Waree Tiyaboonchai Nanopartículas de quitosana: Um sistema promissor para a administração de medicamentos Jornal da Universidade de Naresuan; 11 (3): (2003) 51-66

Wu Y,Loper A,Landis E, Hettrick L,Novak L,Lynn K, Chen C, Thompson K,Higgins R,Batra U et al.,2004.The role of biopharmaceutics in the development of a clinical nanoparticle formulation of a clinical nanoparticle formulation of MK-0869: a Beagle dog model predicts improved bioavailability and diminished food effect on absorption in human. Int. J. Pharm. 285:135-146.

www. fatemehsadeghi@hotmail.com

www.Acrylicglass.com

www.Drugs.com

www.drugsincontext.com

www.drugsincontext.com

www. PHYSORG.com

www.snjezana.stolnik@nottingham.ac.uk

www.swicofil.com

Yamamoto H, Kuno Y, Sugimoto S. Takeuchi H, Kawashima Y., 2005. A nanoesfera de PLGA modificada à superfície com quitosano melhorou a administração pulmonar de calcitonina através da mucoadesão e da abertura das junções estreitas intercelulares. J.Control Release. 102:373-381.

Yan Chen, Vellore J, Mohanraj, Fang Wang, Heather A.E. Benson, 2007. Conceção de nanopartículas de sulfato de quitosano e dextrano utilizando rações de carga. APPS Pharm Sci Tech.

York, P., 2002. A conceção de formas de dosagem. In: Aulton, M.E., (ed). Pharmaceutics, The Science of Dosage Form Design. 2ª Edição. Churchill Livingstone: Reino Unido: 1-12.

Yuuki Takashima, Ryo Saito, Azusa Nakajima, Motoko oda, Aki Kimura, Takanori Kanazawa, Hiroaki Okada, 2007. Preparação por secagem por pulverização de micropartículas contendo nanoesferas catiónicas de PLGA como transportadores de genes para evitar a agregação de nanoesferas. Int. j. pharm. 343, 262-269.

Z.Panagi, A.Beletsi, Gregory Evangelatos, E.Livaniou, D.S.Ithakissions, k.Avgoustakis, 2001. Efeito da dose na biodistribuição e farmacocinética de nanopartículas de PLGA e PLGA-mPEG,. Int. J. Pharm.221; 143-152.

Zhen chen, huan meng, gengmei xing, chunying chen, yuliang zhao,guang jia,tiancheng wang, hui yuan,chang ye, feng zhao,zhifang chai, chuan feng zhu, xiaonology fang, baochengma, Lijun wan.,2006.Acute toxicological effecsof copper nano particl es *in vivo*. Toxicological letters. 163,109-120.

LISTA DE ABREVIATURAS

%	-	Percentage
µg/ml	-	Microgram per milliliter
L	-	Litre
mg	-	Milligram
min	-	Minute
ml	-	Millilitre
rpm	-	Rotation per minute
nm	-	Nanometer
PBS	-	Phosphate Buffer Solution
DSC	-	Differential Scanning Calorimeter
TGA	-	Thermo Gravimetric Analysis
PCS	-	Particle Size Analyzer
UV	-	Ultra Violet
FTIR	-	Fourier Transform Infra Red
SEM	-	Scanning Electron Microscopy
USP	-	United States Pharmacopoeia
Nps	-	Nanoparticles
Mps	-	Microparticles
GIT	-	Gastro Intestinal Tract
PEG	-	Poly Ethylene Glycol
Rg	-	Repaglinide

PMMA	-	Polymethyl Metha Acrylate
PLGA	-	Poly (Lactic-*Co*-Glycolic Acid)
EC	-	Ethylcellulose
CN	-	Chitosan
Rg-PMMA	-	Repaglinide - Polymethyl Metha Acrylate
Rg-PLGA	-	Repaglinide- Poly (Lactic-*Co*-Glycolic Acid)
Rg-CN	-	Repaglinide-Chitosan
Rg-EC	-	Repaglinide-Ethylcellulose

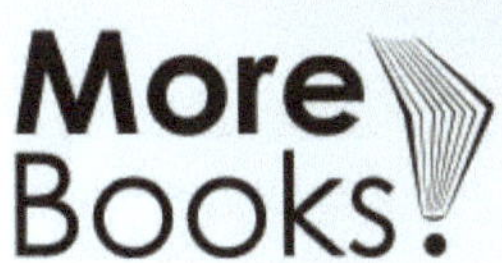

More
Books!

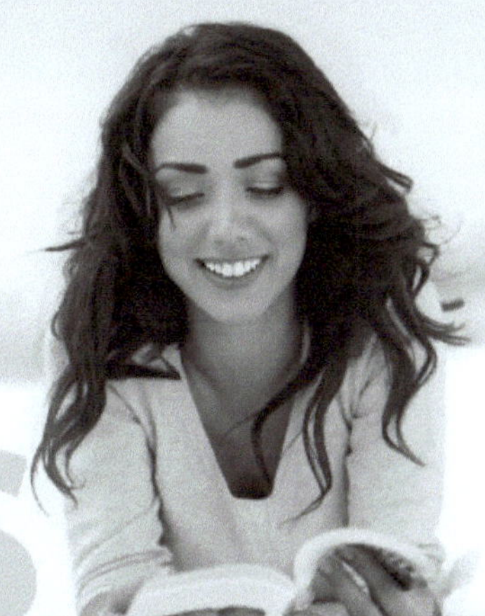

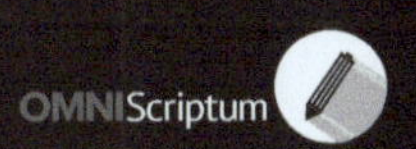

info@omniscriptum.com
www.omniscriptum.com
OMNIScriptum

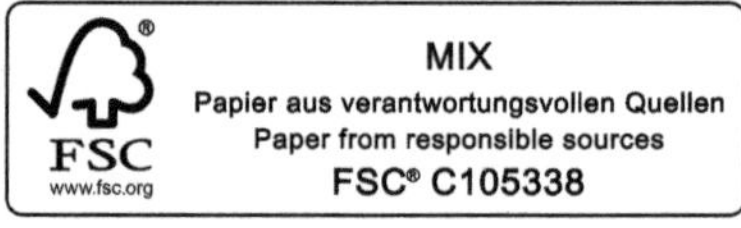

Printed by Books on Demand GmbH, Norderstedt / Germany